Einsamkeit

Fortschritte der Psychotherapie
Band 85

Einsamkeit

PD Dr. Tobias Krieger, M. Sc.Noëmi Seewer

Tobias Krieger
Noëmi Seewer

Einsamkeit

hogrefe

PD Dr. Tobias Krieger, geb. 1981. 2002–2008 Studium der Psychologie in Bern (CH) und Rennes (F). 2009–2014 wissenschaftlicher Assistent am Psychologischen Institut der Universität Zürich. 2013 Promotion. Seit 2014 wissenschaftlicher Mitarbeiter an der Abteilung für Klinische Psychologie und Psychotherapie der Universität Bern. 2020 Habilitation. Seit 2009 psychotherapeutische Tätigkeit in verschiedenen Institutionen und seit 2018 leitender Psychologe an der Psychotherapeutischen Praxisstelle der Universität Bern.

M.Sc. Noëmi Seewer, geb. 1993. 2013–2020 Studium der Psychologie in Bern. Seit 2020 wissenschaftliche Mitarbeiterin und Doktorandin an der Abteilung für Klinische Psychologie und Psychotherapie an der Universität Bern. Seit 2021 Auszubildende im Postgradualen Masterstudiengang Psychotherapie an der Abteilung für Klinische Psychologie und Psychotherapie des Instituts für Psychologie an der Universität Bern.

Bibliografische Information der Deutschen Nationalbibliothek
Die Deutsche Nationalbibliothek verzeichnet diese Publikation in der Deutschen Nationalbibliografie; detaillierte bibliografische Daten sind im Internet über http://dnb.dnb.de abrufbar.

Hogrefe Verlag GmbH & Co. KG
Merkelstraße 3
37085 Göttingen
Deutschland
Tel. +49 551 999 50 0
Fax +49 551 999 50 111
info@hogrefe.de
www.hogrefe.de

Satz: Matthias Lenke, Weimar
Druck: mediaprint solutions GmbH, Paderborn
Printed in Germany
Auf säurefreiem Papier gedruckt

1. Auflage 2022

(E-Book-ISBN [PDF] 978-3-8409-3172-7; E-Book-ISBN [EPUB] 978-3-8444-3172-8)
ISBN 978-3-8017-3172-4
https://doi.org/10.1026/03172-000

Inhaltsverzeichnis

Karten

Einführung

Das Thema Einsamkeit ist in den letzten Jahren zunehmend ins öffentliche Interesse gerückt. In Großbritannien wurde im Jahr 2018 eine Ministerin für Einsamkeit benannt. Seither gibt es auch in anderen Ländern wie Dänemark, Australien oder Japan ähnliche nationale Bestrebungen, auf Regierungsebene etwas gegen soziale Isolation und Einsamkeit zu unternehmen.

Im Jahr 2020 bekam das Thema Einsamkeit durch die Corona-Pandemie erneuten Aufschwung. Die weltweit von Regierungen initiierten Maßnahmen zur Eindämmung des Virus beinhalteten in den meisten Fällen Kontaktverbote und Ausgangssperren, was laut verschiedenen Studien bei vielen Menschen zu einer Zunahme von Einsamkeit führte.

Einsamkeit und soziale Isolation waren jedoch schon vor der Pandemie relevante Themen. Denn Einsamkeit ist oft eine unliebsame Begleiterin in verschiedenen Lebens- und Entwicklungsphasen. Einsamkeit ist also bis zu einem gewissen Grad normal und das Ziel dieses Buches ist es nicht, Einsamkeit zu pathologisieren. Momente der Einsamkeit gehören zum Menschsein dazu und das Gefühl kann uns hilfreiche Informationen über den Grad unserer aktuellen sozialen Verbundenheit liefern. Nichtsdestotrotz gibt es auch Formen der Einsamkeit, die mit einem hohen Leidensdruck und negativen Konsequenzen verbunden sind.

Obwohl Einsamkeit für die allermeisten Menschen ein bekanntes Gefühl darstellt, so ist es doch wichtig, zwischen überdauernden[1] Einsamkeitsgefühlen und vorübergehender oder situativ bedingter Einsamkeit zu unterscheiden. Da sich die auslösenden und aufrechterhaltenden Faktoren zwischen einsamen Menschen unterscheiden können, greift ein „One size fits all"-Interventionsansatz zu kurz. Ein individuelles Fallkonzept für Patient:innen, die unter intensiven und überdauernden Gefühlen von Einsamkeit leiden, ist daher von zentraler Bedeutung.

Nicht zuletzt möchten wir auch darauf hinweisen, dass, um das Phänomen Einsamkeit zu verstehen, nicht ausschließlich individuelle Faktoren berücksichtigt werden sollten, sondern auch gesellschaftliche und politische Fakto-

1 Im Sprachgebrauch hat sich noch kein eindeutiger Begriff herauskristallisiert, wenn es darum geht, langandauernde Gefühle der Einsamkeit zu beschreiben. Im vorliegenden Buch benutzen wir deswegen die Begriffe „überdauernde Einsamkeit" und „chronische Einsamkeit" synonym.

ren, die direkt oder indirekt Einsamkeit mitverursachen oder verstärken können. Auf solche Aspekte wird jedoch nur am Rande eingegangen. In diesem Buch soll es vor allem um individuelle Ansatzpunkte gehen, die in der öffentlichen Diskussion häufig vernachlässigt werden. Für diese Aspekte von Einsamkeit, die mit einem hohen Leidensdruck und gesundheitlichen Folgen einhergehen – insbesondere in Zusammenhang mit chronischen Einsamkeitsgefühlen, möchten wir Fachpersonen Anregungen zur Behandlung von überdauernder Einsamkeit liefern.

Die Forschung zu chronischer Einsamkeit unterstreicht, dass es sich um ein eigenständiges psychologisches Phänomen handelt, das als transdiagnostisches Konstrukt betrachtet werden kann. Chronische Einsamkeit tritt parallel zu einer Vielzahl psychischer Erkrankungen auf oder kann diese begünstigen und/oder verschlimmern. Trotz einer Überlappung mit verschiedenen psychischen Störungen, gibt es doch einen beachtlichen Anteil an Personen, die unter chronischer Einsamkeit leiden, bei denen jedoch keine diagnostizierbare psychische Störung vorliegt. Aus diesen Gründen sollte chronische Einsamkeit vermehrt in den Behandlungsfokus rücken. Die Entwicklung und Verbreitung evidenzbasierter Interventionen für chronische Einsamkeit steckt jedoch im Vergleich zu anderen psychischen Störungen und Beschwerden noch in den Kinderschuhen.

Nichtsdestotrotz gibt es verschiedene Hinweise, die zeigen, dass psychologische Interventionen Einsamkeit reduzieren können. Dieser Band soll eine Übersicht über das Thema Einsamkeit, theoretische Modelle zum Thema und Interventionsmöglichkeiten geben und auf die empirische Evidenz zu psychologischen Interventionen bei Einsamkeit eingehen. Wir beschränken uns im vorliegenden Band auf die zentralsten Literaturangaben. Auf Anfrage (tobias.krieger@unibe.ch) stellen wir interessierten Leser:innen sehr gerne ein komplettes Verzeichnis der verwendeten Literatur und der beschriebenen Studien zur Verfügung.

An dieser Stelle möchten wir uns bei verschiedenen Menschen bedanken, ohne die dieses Buch nicht möglich gewesen wäre. Herzlichen Dank insbesondere an Anton Käll, Thomas Berger, Andrej Skoko, Yvonne Egenolf, Eveline Frischknecht und Martina Steiner, die uns bei der Erstellung dieses Bandes unterstützt haben, sowie allen Menschen, die mit uns ihre Erfahrungen mit Einsamkeit geteilt bzw. die uns ihre Erfahrungen anvertraut haben.

Bern, Frühjahr 2022 *Noëmi Seewer* und *Tobias Krieger*

1 Beschreibung: Begriffe, Verbreitung und Risikofaktoren

1.1 Begriffe

Einsamkeit oder subjektiv wahrgenommene soziale Isolation

Einsamkeit wird definiert als die aversive Erfahrung, die auftritt, wenn das Netzwerk sozialer Beziehungen von einer Person entweder quantitativ oder qualitativ als defizitär erlebt wird. Anders gesagt, Einsamkeit tritt auf, wenn eine Person die schmerzhafte Erfahrung macht, dass ihr momentanes soziales Umfeld nicht ausreicht, um ihr Bedürfnis nach Bindung zu befriedigen. Häufig wird auch die fehlende Kontrollierbarkeit oder Veränderbarkeit dieses Zustandes als definierendes Merkmal genannt. Einsamkeit kann als *subjektiv wahrgenommene* soziale Isolation angesehen werden, da sie von außen nicht beobachtbar ist.

Objektive soziale Isolation

Von dieser subjektiv wahrgenommenen sozialen Isolation ist die objektive soziale Isolation abzugrenzen. Damit ist die objektive Abwesenheit von Bezugspersonen gemeint. Obwohl Einsamkeit und objektive soziale Isolation miteinander zusammenhängen können, so ist es wichtig, die beiden Konstrukte als unterschiedlich und nicht deckungsgleich zu betrachten. Objektive soziale Isolation ist weder eine notwendige noch eine hinreichende Bedingung für Einsamkeit: Eine hohe Anzahl sozialer Kontakte schützt nicht vor dem Gefühl der Einsamkeit, und Einsamkeit ist nicht notwendigerweise mit einer geringen Anzahl sozialer Kontakte verbunden. Das bedeutet, dass man allein sein kann, ohne einsam zu sein, und dass man sich aber auch unter Menschen und in Beziehungen einsam fühlen kann. Tatsächlich zeigt sich, dass die Qualität der sozialen Beziehungen und die Wahrnehmung dieser Beziehungen einen größeren Einfluss auf das Einsamkeitserleben haben als die absolute Anzahl der Beziehungen.

Alleinsein

Einsamkeit ist deshalb auch von Alleinsein abzugrenzen. Alleinsein ist ein objektiver Zustand und in vielen Fällen bewusst gewählt. Man kann beispielsweise allein in seinem Büro sitzen, um konzentriert arbeiten zu können, oder man kann allein etwas unternehmen, z. B. ins Kino gehen, ohne sich einsam zu fühlen. Alleinsein hängt zusammen mit vielen positiven Aspekten, wie z. B. Kreativität und Produktivität. Das Ausmaß des Leidens, das eine objektive Isolation verursacht, hängt davon ab, wie freiwillig sie gewählt ist und wie kontinuierlich sie sich über den Lebenszyklus einer Person erstreckt.

Intime, soziale, kollektive Einsamkeit

Einsamkeit oder subjektive soziale Isolation kann in weitere Facetten unterteilt werden: *Intime Einsamkeit* (auch: *emotionale* Einsamkeit) bezieht sich auf das Fehlen einer sehr engen, intimen Beziehung, wie sie z. B. in Paarbeziehungen oder engen Freundschaften zu finden ist. *Soziale Einsamkeit* (auch: *relationale* Einsamkeit) hingegen bezieht sich auf einen Mangel an Freundschaften und anderen persönlichen Beziehungen. *Kollektive Einsamkeit* bezieht sich wiederum auf ein Gefühl der fehlenden Zugehörigkeit zu einer größeren Gemeinschaft.

Vorübergehende, situative, chronische Einsamkeit

Einsamkeit kann weiter dahingehend unterschieden werden, ob sie sich auf eine aktuelle und unmittelbare Erfahrung oder auf ein relativ dauerhaftes Erleben von Einsamkeit bezieht (Young, 1982):

- *Vorübergehende Einsamkeit* bezieht sich auf gelegentliche und kurze Phasen der Einsamkeit, die von den meisten Menschen hin und wieder in ihrem Alltag erlebt werden. Diese Einsamkeit kann z. B. an einem Sonntagabend erlebt werden, wenn man allein zu Hause ist. Sie kann aber schon am nächsten Tag vorbei sein, wenn man sich z. B. wieder mit Arbeitskolleg:innen oder Freund:innen trifft.
- Im Gegensatz dazu bezieht sich *situative Einsamkeit* auf die Einsamkeit, die von Personen erlebt wird, die zuvor befriedigende Beziehungen hatten, nun aber mit einer spezifischen Krise bzw. einem Lebensübergang konfrontiert sind, der diese Beziehungen unterbricht, wie z. B. ein Arbeitsplatzverlust, Berentung oder eine Trennung.
- *Chronische* oder *überdauernde Einsamkeit* bezieht sich auf eine über einen längeren Zeitraum anhaltende Erfahrung von Einsamkeit und damit einhergehende Unzufriedenheit mit sozialen Beziehungen. Dieser Form der Einsamkeit werden zudem längerfristige kognitive und verhaltensbezogene Veränderungen und damit zusammenhängende Schwierigkeiten zugeschrieben. Überdauernde Einsamkeit kann sich aus den anderen Formen der Einsamkeit entwickeln, wenn verschiedene Faktoren zusammenkommen.

In Tabelle 1 werden einige Definitionen von Einsamkeit und verwandten Konzepten in Bezug auf soziale Beziehungen und deren Erleben dargestellt.

Tabelle 1: Einsamkeit und verwandte Konstrukte in sozialen Beziehungen (adapt. nach Mann et al., 2017)

Konstrukt	Definition
Einsamkeit	Ein Zustand negativer Affektivität, der mit der Wahrnehmung einhergeht, dass die eigenen sozialen Bedürfnisse nicht durch die Quantität oder insbesondere die Qualität der sozialen Beziehungen befriedigt werden.
Soziale Isolation	Die unzureichende Qualität und Quantität der sozialen Beziehungen zu anderen Menschen auf verschiedenen Ebenen, auf denen menschliche Interaktion stattfindet (Individuum, Gruppe, Gemeinschaft und das größere soziale Umfeld).
Soziale Identität	Das verinnerlichte Gefühl, einer gemeinsamen Gruppe anzugehören, und das damit verbundene Empfinden, Teil eines „Wir" zu sein, das größer ist als das „Ich".
Wahrgenommene soziale Unterstützung	Überzeugungen über die Quantität und Qualität der Unterstützung, die durch die Beziehungen und sozialen Kontakte einer Person potenziell verfügbar ist.
Soziales Netzwerk	Ein spezifischer Komplex von Verknüpfungen innerhalb einer definierten Gruppe von Personen mit der zusätzlichen Eigenschaft, dass die Merkmale dieser Verknüpfungen in ihrer Gesamtheit zur Interpretation des sozialen Verhaltens der beteiligten Personen herangezogen werden können.
Soziale Verbundenheit	Ein Bewusstsein eines gemeinsamen Seins mit dem Ziel, eine personale Bindung höherer Qualität zu sichern.

1.2 Vorkommen und Verbreitung

Erfassung der Prävalenz von Einsamkeit

Es liegen unterschiedliche Zahlen zur Verbreitung von überdauernder Einsamkeit vor. Studien zur Prävalenz von Einsamkeit miteinander zu vergleichen wird u. a. dadurch erschwert, dass der Schwellenwert, ab dem eine Person als einsam gilt, in verschiedenen Untersuchungen oft unterschiedlich festgelegt wird. Anders als bei diagnostizierbaren psychischen Störungen liegt für (überdauernde) Einsamkeit kein klar definierter Schwellenwert vor, der allgemeingültig festlegt, ab wann eine Person als einsam eingestuft werden kann. Zudem scheint es einen Unterschied zu machen, ob direkt oder indirekt nach Einsamkeit gefragt wird. Diese Faktoren machen es schwer, genaue Angaben zur Prävalenz oder Verbreitung von (überdauernder) Einsamkeit zu machen.

(Selbst-)Stigma „Einsamkeit“

Studienergebnisse legen nahe, dass Individuen dazu neigen, Einsamkeit als ein Zeichen persönlicher Schwäche oder Unzulänglichkeit zu betrachten. Beispielsweise wurde gezeigt, dass einsame Gleichaltrige durchweg als weniger kompetent, weniger attraktiv, mehr psychologisch belastet und weniger wünschenswert als Freund:in eingestuft wurden. Selbststigmatisierung, d.h. die Internalisierung negativer sozialer Bewertung einer persönlichen Eigenschaft oder eines Verhaltens, im Zusammenhang mit Alleinsein kann dazu führen, dass Alleinsein aufgrund einer negativen Bewertung als Einsamkeit erlebt wird. Es kann angenommen werden, dass bei internaler Attribution der Ursache(n) der eigenen Einsamkeit, diese mehr mit einem Selbststigma behaftet sind. Das Selbststigma kann zudem mitunter ein Grund sein, warum die direkte Erhebung von Einsamkeit (unter Verwendung der Begriffe „einsam“ und „Einsamkeit“) und die indirekte Erhebung (vgl. auch Kapitel 4) zu unterschiedlichen Ergebnissen in Bezug auf das Vorkommen von Einsamkeit führen können.

5 bis 10 % leiden unter Einsamkeit

Verschiedenen Studien in Deutschland zufolge fühlen sich rund 10 % der erwachsenen Personen „oft oder sehr oft“ einsam. Zählt man auch jene dazu, die sich „manchmal“ einsam fühlen, steigt der Wert auf rund 30 %. Auf die Frage, ob sich erwachsene Personen durch Einsamkeit belastet fühlen, gaben in einer repräsentativen Umfrage 5 % an, dass sie sich leicht, 4 % mäßig und 2 % stark belastet fühlen. In einer repräsentativen Umfrage in der Schweiz gaben rund 4 % der erwachsenen Personen an, dass sie sich „ziemlich oft oder sehr oft“ einsam fühlen. Werden hier die Personen hinzugezählt, die sich manchmal einsam fühlen, steigt der Wert ebenfalls auf rund 30 %.

4 % der Jugendlichen fühlen sich einsam

In der repräsentativen Studie zur Gesundheit von Kindern und Jugendlichen (KiGGS) des Robert Koch-Instituts (RKI) in Deutschland gaben rund 4 % der 11- bis 17-Jährigen an, sich „oft“ oder „immer“ einsam zu fühlen, rund 28 % fühlten sich „manchmal“ oder „selten“ einsam. Einsamkeitsgefühle wurden in dieser Studie häufiger von Mädchen als von Jungen erlebt und waren bei älteren Kindern und Jugendliche stärker ausgeprägt.

Prävalenz im klinischen Rahmen

Im deutschsprachigen Raum sind uns keine Studien zur Prävalenz von Einsamkeit im klinischen Setting bekannt. Eine Studie aus den USA untersuchte Einsamkeit bei Patient:innen in der ambulanten medizinischen Routineversorgung und fand heraus, dass rund 20 % deutlich erhöhte Einsamkeitswerte berichteten. Interessant sind zudem Befunde, die aufzeigen, dass Personen mit einer psychischen Störung eine stark erhöhte Wahrscheinlichkeit haben, sich einsam zu fühlen, und dass diese Wahrscheinlichkeit mit der Anzahl komorbider psychischer Störungen markant zunimmt. Bislang gibt es keine Studien, die einen Hinweis darauf geben, wie viele Personen ohne eine diagnostizierte psychische Störung nach ICD oder DSM unter chronischer Einsamkeit leiden.

Zu- respektive Abnahme von Einsamkeit

Obschon in den Medien häufig von einer „Einsamkeits-Epidemie“ die Rede ist, fehlen bislang gesicherte Hinweise, dass der prozentuale Anteil einsamer Menschen in den vergangenen Jahrzehnten deutlich zugenommen hat. Es gibt aber Hinweise aus einer großen amerikanischen Studien, die einen Anstieg der Einsamkeit unter Jugendlichen im letzten Jahrzehnt vermuten lassen. In dieser Studie zeigte sich, dass der Anstieg der Einsamkeit mit einer Abnahme persönlicher Kontakte und einer Zunahme an Social Media-Nutzung korrelierte. Eine kürzlich erschienene Metaanalyse zeigt ebenfalls, dass Einsamkeit bei jungen Erwachsenen im Verlauf der letzten Jahrzehnte immerhin leicht zugenommen hat. Auf der anderen Seite gibt es Studien bei älteren Personen, die darauf hindeuten, dass der relative Anteil einsamer Personen nicht zugenommen, sondern eher abgenommen hat. Mitverantwortlich dafür kann der technische Fortschritt der letzten Jahrzehnte (z.B. in Bezug auf Hörgeräte oder Telekommunikationsmöglichkeiten) sein, der dazu geführt hat, dass insbesondere ältere Personen mit gesundheitlichen Einschränkungen sich im Verlauf der letzten Jahrzehnte als zunehmend selbstwirksamer und autonomer erleben konnten.

Mehr einsame Personen während der Corona-Pandemie

In jüngster Zeit während der Corona-Pandemie wurde jedoch ein deutlicher Anstieg an Personen, die sich einsam fühlen, beobachtet. In einer repräsentativen Studie in Deutschland zeigte sich, dass vor der Corona-Pandemie sich 11 % der Befragten mehrfach pro Woche oder täglich einsam fühlten und dieser Anteil auf rund 27 % während der Pandemie anstieg. Es gibt zudem Hinweise, dass insbesondere Personen, die sich schon vor der Pandemie einsam fühlten, sich während der Pandemie noch einsamer fühlen. Es wird sich zeigen, ob dieser Anteil der sich einsam fühlenden Personen wieder auf den Ausgangswert vor der Pandemie sinkt, sobald Maßnahmen zur Eindämmung der Pandemie gelockert werden.

1.3 Stabilität von Einsamkeit

Zunehmend im jungen, abnehmend ab mittlerem Alter

Die Stabilität von Einsamkeit weist über die Lebensspanne charakteristische Merkmale auf: Manche Menschen fühlen sich im Durchschnitt immer einsamer als andere, unabhängig von ihrer aktuellen Lebenssituation. Die Stabilität der interindividuellen Unterschiede in Bezug auf Einsamkeit nimmt von der Kindheit bis zum jungen Erwachsenenalter zu, in der Lebensmitte (d.h. um das 50. Lebensjahr herum) erreicht die Stabilität ihren Höhepunkt und nimmt danach wieder ab. Dies kann bedeuten, dass Menschen, die sich ab dem jungen Erwachsenenalter einsam fühlen, in einer „Nische“ ohne oder mit unbefriedigenden Beziehungen gefangen sein können, sodass sich ihre Einsamkeit selbst aufrechterhält; aber auch, dass nicht einsame Personen relativ stabil nicht einsam bleiben. Im höheren Alter scheinen die Netzwerke, die sich eine Person aufgebaut hat, brüchiger zu werden, was auf den Verlust eines Lebenspartners oder die zunehmende Erfahrung von Gebrechlichkeit bzw. Häufung von Erkrankungen zurückzuführen sein dürfte. Bislang gibt es keine Hinweise darauf, wie der Verlauf einer unbehandelten chronischen Form der Einsamkeit ist.

1.4 Risikofaktoren

Direkte und indirekte Risikofaktoren

Verschiedene Risikofaktoren sind mit Einsamkeit assoziiert. Luhmann (2021) ordnet Risikofaktoren für Einsamkeit entlang eines Kontinuums von „proximal" zu „distal" an (vgl. Abbildung 1). Proximale Faktoren üben einen direkten Effekt auf Einsamkeit aus und können deswegen als unmittelbare Ursache von Einsamkeitserleben angesehen werde (z.B. eine vertraute Person verfügbar zu haben oder nicht). Distale Faktoren hängen hingegen indirekt mit Einsamkeit zusammen. Der Einfluss von distalen Faktoren auf Einsamkeit ist nicht unmittelbar, allerdings erhöhen sie das Risiko für Einsamkeit indirekt über proximale Faktoren. Beispiele für distale Faktoren sind Arbeitslosigkeit und eingeschränkte Mobilität, da sich diese Faktoren negativ auf soziale Beziehungen der Betroffenen auswirken und somit das Risiko für Einsamkeit erhöhen können.

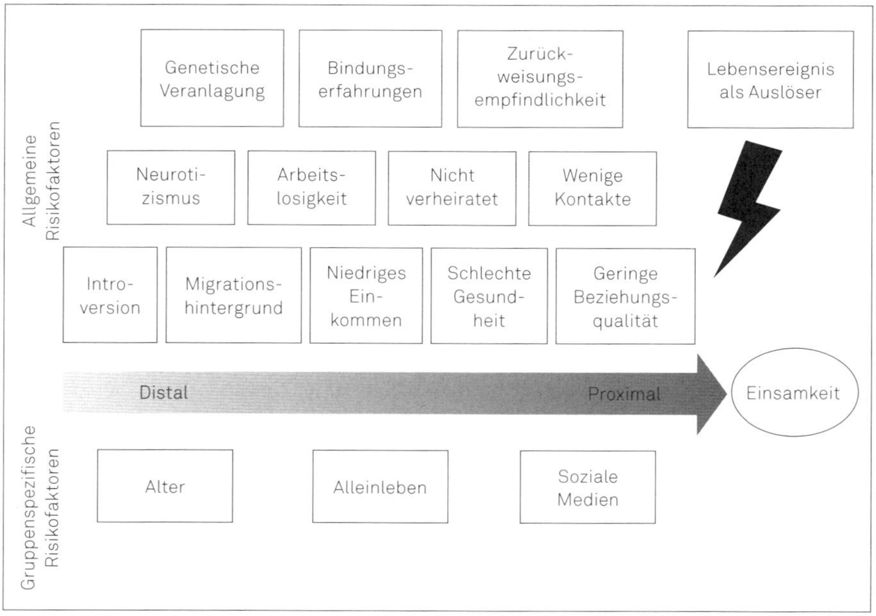

Abbildung 1: Übersicht zentraler Risikofaktoren (adapt. nach Luhmann, 2021)

Zudem können allgemeine von gruppenspezifischen Risikofaktoren unterschieden werden. Allgemeine Faktoren hängen über verschiedene soziodemografische Gruppen hinweg mit Einsamkeit zusammen und erhöhen somit das Risiko für Einsamkeit. Dies sind beispielsweise Arbeitslosigkeit, geringes Einkommen, Migrationshintergrund, nicht verheiratet zu sein, gesundheitliche Einschränkungen, ein Mangel an sozialen Kontakten oder ein Mangel an guten Beziehungen. Einsamkeit kann auch durch schwerwiegende negative Lebensereignisse, die einen Einfluss auf diese Faktoren haben, ausgelöst werden, z. B. durch Verwitwung. Faktoren, die nicht in allen Gruppen von Menschen im gleichen Ausmaß vorkommen oder nicht linear mit Einsamkeit in Beziehung stehen, werden als gruppenspezifische Faktoren bezeichnet. Personen, die allein leben, fühlen sich beispielswiese durchschnittlich einsamer als Menschen, die mit anderen zusammenwohnen. Dieser gruppenspezifische Unterschied ist allerdings nicht auf den Faktor Alleinleben zurückzuführen, sondern vielmehr auf unterschiedliche Familienstände oder Einkommensklassen. Während die Berentung bzw. Pensionierung häufig mit einer Veränderung des sozialen Netzes und somit mit Einsamkeit einhergehen kann, muss dies nicht zwingend der Fall sein. Während Arbeitsbeziehungen nach dem Übergang in den Ruhestand abnehmen, können Rentner:innen im Gegenzug mehr Ressourcen in andere Tätigkeiten investieren (z. B. einen intensiveren Kontakt mit Kindern oder Enkelkindern pflegen oder Freiwilligenarbeit leisten). Jedoch scheinen vor allem Rentner:innen ohne eheliche Unterstützung dazu zu neigen, die sozialen Aspekte der Arbeit zu vermissen.

Allgemeine und gruppenspezifische Risikofaktoren

Im Folgenden wird differenzierter auf verschiedene Risikofaktoren eingegangen. Die Bedeutung bestimmter Beziehungen, z. B. zur Familie, zur bzw. zum Lebenspartner:in, zu Freund:innen oder Nachbar:innen unterliegt Veränderungen über die Lebensspanne hinweg. Beziehungen zu Gleichaltrigen haben insbesondere für Jugendliche oder junge Erwachsene einen hohen Stellenwert. Mit zunehmendem Alter findet eine Verschiebung statt, wobei romantische Beziehungen sowie die Beziehung zur Kernfamilie an Wichtigkeit gewinnen.

Veränderung über die Lebensspanne

Obwohl Einsamkeit häufig mit Lebensalter in Zusammenhang gebracht wird, zeigt sich, dass dieser Zusammenhang nicht linear ist und verschiedene Altersgruppen unterschiedlich stark betroffen sind. In einer repräsentativen Studie in Deutschland (Luhmann & Hawkley, 2016) wurde eine besonders starke Zunahme des durchschnittlich empfundenen Ausmaßes der Einsamkeit bei Personen im hohen Alter (ab ca. 80 Jahren) ermittelt. Etwas jüngere Alte (zwischen 65 und 75 Jahren) fühlten sich durchschnittlich am wenigsten einsam. Erhöhte Einsamkeitswerte wurden zudem bei Erwachsenen in den 30ern und 60ern festgestellt.

Lebensalter als Risikofaktor

Ein kürzlich erschienener Überblicksartikel über längsschnittliche Studien zu Risikofaktoren für Einsamkeit bei älteren Erwachsenen (60+) liefert Belege dafür, dass bestimmte Untergruppen ein höheres Risiko für Einsamkeit aufweisen. Dazu gehören ältere Erwachsene

- ohne Ehepartner:in bzw. Partner:in, insbesondere diejenigen, die kürzlich ihre bzw. ihren Partner:in verloren haben;
- mit einem kleinen sozialen Netzwerk und/oder einem geringen Maß an sozialer Aktivität;
- mit einem schlechten selbsteingeschätzten Gesundheitszustand und
- mit Depressionen und subsyndromalen depressiven Symptomen.

Persönlichkeit als Risikofaktoren

Auch gewisse Persönlichkeitseigenschaften hängen mit Einsamkeit zusammen. In Bezug auf das Big-Five-Modell der Persönlichkeit sind dies insbesondere Neurotizismus und Introversion. Introversion scheint stärker mit *sozialer* Einsamkeit und weniger stark mit *intimer* Einsamkeit zusammenzuhängen. Interessanterweise zeigte eine kürzlich veröffentlichte Studie, dass extrovertiertere Jugendliche stärker mit Einsamkeitsgefühlen auf die Corona-Maßnahmen reagierten. Die eingeschränkte Möglichkeit, die eigenen sozialen Bedürfnisse zu befriedigen, könnte sich besonders auf jene Jugendlichen ausgewirkt haben, die soziale Kontakte besonders wichtig finden.

Geschlecht ist nicht auf allen Altersstufen ein Risikofaktor

Bezüglich des Geschlechts wird häufig berichtet, dass Frauen mehr von Einsamkeit betroffen sind als Männer. Jedoch findet eine aktuelle Metaanalyse keine signifikanten Einsamkeits-Unterschiede zwischen erwachsenen Frauen und Männern. Bei Kindern, Jugendlichen und jungen Erwachsenen geben männliche Personen im Durchschnitt einen höheren Einsamkeitsgrad an als weibliche Personen, wobei dieser Unterschied gering ist.

Soziale Marginalisierung, fehlende Ressourcen

Zu den Risikogruppen für überdauernde Einsamkeit gehören Gruppen von Menschen, die sozial marginalisiert sind und unter einem öffentlichen Stigma leiden (z.B. Migrant:innen, Personen aus der LGBTQ+-Community, Personen, die an einer schweren Krankheit leiden). Hierbei scheint sowohl eine Rolle zu spielen, inwieweit betroffene Personen Diskrimierungserfahrungen gemacht haben, als auch, wie sehr sie die gesellschaftlichen Vorurteile für sich übernehmen (Selbststigmatisierung). Eine andere Gruppe besteht aus Personen, die aufgrund ihrer Lebensumstände keine oder zu wenig Zeit und Ressourcen haben, um soziale Kontakte zu pflegen oder aufzubauen. Hierzu gehören z.B. alleinerziehende Personen, Personen mit einem niedrigen sozioökonomischen Status oder auch pflegende Angehörige.

Zurückweisung, traumatische Erfahrungen

Eine wichtige Rolle in Bezug auf Einsamkeit spielen auch Erfahrungen von offener oder verdeckter Zurückweisung, wobei dies traumatische und Beziehungserwartungen verletzende Erfahrungen im Kindesalter (körperliche Misshandlung, sexueller Missbrauch und Vernachlässigung), im Jugendalter (z.B. Mobbing) oder im Erwachsenenalter sein können. Andauernde Zurückweisungserfahrungen und traumatische Erlebnisse durch Eltern, Erzieher:innen, Freund:innen oder andere nahestehende wichtige Bezugspersonen werden mit der Entstehung einer hohen Zurückweisungsempfindlichkeit *(rejection sensitivity)* in Zusammenhang gebracht. Damit ist die antizipierte Erwartung von Zurückweisung, d.h. eine Hypervigilanz für potenzielle Signale der Zurückweisung und die übermäßige Reaktion auf vermeintliche Zurückweisung, gemeint.

Ängstlicher, vermeidender Bindungstyp

Es gibt Hinweise, dass Bindungsunsicherheiten (sowohl die ängstliche als auch die vermeidende Variante) die Qualität zwischenmenschlicher Beziehungen beeinflussen können und mit Einsamkeit zusammenhängen. Ein *vermeidender* Bindungsstil kann das Interesse an warmen und liebevollen Interaktionen verringern und Schwierigkeiten bereiten, Bedenken und Gefühle auszudrücken und feinfühlig auf die Bedürfnisse und Kommentare eines Gegenübers zu reagieren. Ein *ängstlicher* Bindungstyp kann aufgrund von Selbstbezogenheit und der übermäßigen Sorge, kritisiert, zurückgewiesen oder verlassen zu werden, mit Schwierigkeiten einhergehen, Gedanken und Gefühle eines Interaktionspartners aufzunehmen und adäquat darauf zu reagieren.

Genetische Grundlage von Einsamkeit

Einsamkeit hat auch eine genetische Grundlage. Mehrere Studien zeigen, dass die Neigung zu Einsamkeit zu je etwa 50 % angeboren und erworben ist. Außerdem scheinen sich die Gene, die zur Einsamkeit beitragen, teilweise mit den Genen zu überschneiden, die zu Neurotizismus beitragen, jedoch nur bedingt mit den Genen, die zur Depression beitragen.

Kulturelle Unterschiede

Verschiedene Studien deuten darauf hin, dass Einsamkeit in allen Kulturen vorkommt. Jedoch ist Einsamkeit unterschiedlich stark verbreitet und kann unterschiedlich kulturell mitbedingt sein. So scheint Einsamkeit in kollektivistischeren Ländern im Durchschnitt stärker ausgeprägt zu sein als in individualistischeren Ländern. Dieser Zusammenhang scheint auf der Personenebene umgekehrt zu sein, mit geringeren Einsamkeitswerten für kollektivistisch orientierte im Vergleich zu individualistisch orientierten Personen. Diesbezüglich gibt es auch neuere Befunde, die diesen Zusammenhang auch auf Länderebene finden. Interessanterweise scheinen unterschiedliche Beziehungen in verschiedenen Kulturen einen unterschiedlich großen Einfluss auf Einsamkeitsgefühle zu haben: Während in kollektivistischen Kulturen familiäre Beziehungen einen stärkeren Einfluss auf das Einsamkeitserleben zu haben scheinen als in individualistischen Ländern, fällt der Einfluss enger Freund:innen in individualistischen Kulturen stärker aus.

1.5 Subjektive Ursachen von Einsamkeit

Subjektive Ursachen für Einsamkeit

Nebst den oben beschriebenen Faktoren, die objektiv mit Einsamkeit zusammenhängen, geben Befragungen zu den subjektiv wahrgenommenen Gründen für Einsamkeit zusätzlich Aufschluss über potenzielle Ursachen von Einsamkeit. Diese subjektiv empfundenen Ursachen wurden von Rokach (1997) fünf Kategorien zugeordnet. Die Kategorie *Persönliche Unzulänglichkeit* umfasst andauernde persönliche Eigenschaften wie ein geringes Selbstwertgefühl, Misstrauen gegenüber anderen, Angst vor Intimität und sozialem Unwohlsein. Die Kategorie *Schwierigkeiten während der Entwicklung* umfasst entwicklungsbedingte und familiäre Ursachen, wie das Aufwachsen in einem dysfunktionalen und invalidierenden Zuhause, das z.B. durch emotional distanzierte oder ablehnende Eltern oder psychischen oder physischen Missbrauch gekennzeichnet ist. Die Kategorie *Unerfüllte intime Beziehungen* spricht den Einfluss nichtexistenter, enttäuschender, verletzender oder emotional missbräuchlicher intimer Beziehungen und Freundschaften an. Die Kategorie *Bedeutsame Trennungen* erfasst die Auswirkungen von Veränderungen und den Verlust wichtiger Beziehungen, die als Folge von Mobilität oder Umzug auftreten. Die Kategorie *Soziale Marginalisierung* umfasst die tatsächliche oder wahrgenommene soziale Ablehnung und Diskriminierung, die Angehörige unterschiedlicher Minderheiten erfahren. Dies umfasst u.a. religiöse, ethnische, soziale und sexuelle Minderheiten.

Attribution von Einsamkeit

Basierend auf Attributionstheorien können subjektive Ursachen der Einsamkeit in zwei Dimensionen, *Lokus* und *Stabilität,* eingeordnet werden. Erstere beschreibt, ob die Ursache der Einsamkeit internal oder external attribuiert wird, und die zweite Dimension hält fest, ob die Ursache als stabil und permanent oder instabil und veränderbar gesehen wird. Es ist anzunehmen, dass eine als internal und stabil wahrgenommene Ursache als belastender angesehen wird, während eine als external und instabil wahrgenommene Ursache zwar auch belastend sein kann, aber das aversive Erleben der Einsamkeit vorübergehender Natur ist.

2 Einsamkeit und Gesundheit

2.1 Auswirkungen auf die körperliche Gesundheit

Einsamkeit wurde in einer Vielzahl von empirischen Studien mit einer beeinträchtigten körperlichen Gesundheit in Zusammenhang gebracht. Einsamkeit und soziale Isolation stellen beispielweise Risikofaktoren für arterielle Hypertonie, koronare Herzerkrankungen, Herzinsuffizienz und Diabetes mellitus dar. Zudem stellen Einsamkeit und objektive soziale Isolation unabhängige Risikofaktoren für akute zerebrovaskuläre und kardiale Ereignisse dar (Schlaganfall und Herzinfarkt). Einsame Personen weisen auch Veränderungen im Immunsystem auf und leiden häufiger unter Übergewicht. Des Weiteren ist Einsamkeit auch mit der Alzheimer-Erkrankung und einem schnelleren kognitiven Leistungsabfall assoziiert. Zudem ist bei einsamen Personen die Schlafqualität beeinträchtigt, insbesondere wird der Schlaf als weniger erholsam erlebt.

Erhöhte Morbidität und Mortalität

Wenn man all diese körperlichen Veränderungen in Betracht zieht, ist es nicht überraschend, dass einsame Personen auch ein erhöhtes Risiko in puncto Gesamtmortalität aufweisen (Holt-Lunstad, Smith, Baker, Harris & Stephenson, 2015).

Vermittelnde Prozesse zu körperlichen Erkrankungen

Für verschiedene Mechanismen, wie chronische Einsamkeit zu körperlichen Erkrankungen führen kann, liegen empirische Hinweise vor (Hawkley & Capitanio, 2015):

a) Veränderte physiologische Prozesse aufgrund des durch Einsamkeit verursachten überdauernden Stresserlebens, wie z. B. dysregulierte Aktivität der HPA-Achse, Bluthochdruck, oder eine reduzierte Immunreaktion;
b) beeinträchtigter Schlaf; mitverursacht durch die veränderten physiologischen Prozesse, z. B. weniger erholsamer Schlaf und damit zusammenhängender vermehrter Tagesmüdigkeit;
c) eingeschränkte Selbstregulation, z. B. Zusammenhänge mit ungünstigerem Gesundheitsverhalten (z. B. Bewegung, Essen), die wiederum z. B. mit Adipositas assoziiert sein können;
d) mangelnde Nutzung sozialer Ressourcen, z. B. fehlende soziale Unterstützung.

Es darf dabei nicht außer Acht gelassen werden, dass körperliche Erkrankungen auch Ursache für Einsamkeit darstellen können, z. B. weil sie die Mobilität einer Person einschränken, man sich aufgrund der Erkrankung oder aufgrund von Selbststigmatisierung als Außenseiter:in fühlt.

2.2 Einsamkeit und psychische Gesundheit

Einsamkeit kann gänzlich unabhängig von einer Diagnose einer psychischen Störung auftreten, jedoch ist sie auch häufig eine Ursache, ein Begleitsymptom oder eine Konsequenz psychischer Störungen. Sie kann demnach also als ein transdiagnostisches Konstrukt betrachtet werden, das parallel zu einer Reihe von psychischen Erkrankungen auftreten sowie diese verursachen und verschlimmern kann (vgl. Abbildung 2).

Beziehung zwischen Einsamkeit und Psychopathologie

Dementsprechend wurde in vielen Studien in verschiedenen Altersgruppen eine reziproke Beziehung zwischen Einsamkeit und psychopathologischen Symptomen gefunden. Beispielsweise zeigt eine Studie bei älteren Personen, dass Einsamkeit ein Dreh- und Angelpunkt ist, durch den objektive soziale Isolation zu depressiven Symptomen führt und durch welchen depressive und

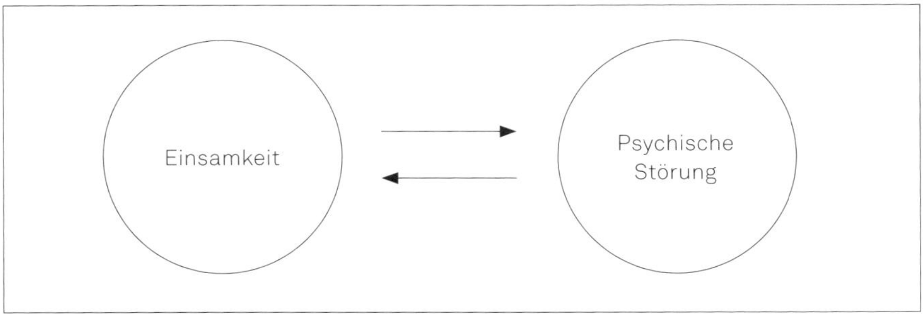

Abbildung 2: Einsamkeit und psychische Störungen haben eine reziproke Beziehung

Angstsymptome einen sozialen Rückzug beschleunigen. Psychische Störungen haben einen Einfluss darauf, wie soziale Beziehungen gestaltet werden können. Vermittelnde Faktoren sind z. B. sozialer Rückzug, verändertes Sozialverhalten usw. Auf der anderen Seite ist Einsamkeit ein Risikofaktor für psychische Störungen.

Einsamkeit aktiv erfragen

Aufgrund des oben beschriebenen Zusammenhangs ist es nachvollziehbar, dass viele Patient:innen in der klinischen Praxis unter Einsamkeit leiden und, häufig erst auf aktive Nachfrage, Einsamkeit als Symptom beschreiben.

Das Verschweigen von psychopathologischen Symptomen, z. B. aus Angst vor Diskriminierung oder aufgrund von Selbststigmatisierung und damit zusammenhängenden Schamgefühlen, macht es Menschen schwer, sich verbunden zu fühlen. Nicht über psychopathologische Symptome mit Mitmenschen zu sprechen, kann kurzfristig zwar Erleichterung im Sinne einer negativen Verstärkung schaffen, führt aber auch dazu, dass sich Personen nicht mehr authentisch zeigen können und sich dadurch langfristig von anderen distanziert fühlen. Abbildung 3 bildet den daraus entstehenden Teufelskreis ab.

Grundsätzlich können (überdauernde) Einsamkeitsgefühle in Zusammenhang mit allen psychischen Störungen auftreten. Dass Einsamkeit eine Konsequenz von vielen psychischen Störungen ist, kann auf verschiedene Faktoren zurückzuführen sein. Auf der einen Seite gehen viele psychische Störungen mit einer Beeinträchtigung des sozialen Funktionierens einher (z. B., weil es aufgrund einer schweren Panikstörung mit Agoraphobie nicht mehr möglich ist, das Haus zu verlassen), anderseits hängen viele psychische Störungen mit verzerrten sozialen Kognitionen zusammen, welche den Aufbau von Beziehungen und deren Aufrechterhaltung beeinflussen.

Soziale Unterstützung und psychische Störungen

Im Rahmen einer systematischen Übersichtsarbeit wurden prospektive Studien zum Thema Einsamkeit bzw. wahrgenommene soziale Unterstützung und deren Auswirkungen auf psychische Störungen untersucht. Die Arbeit

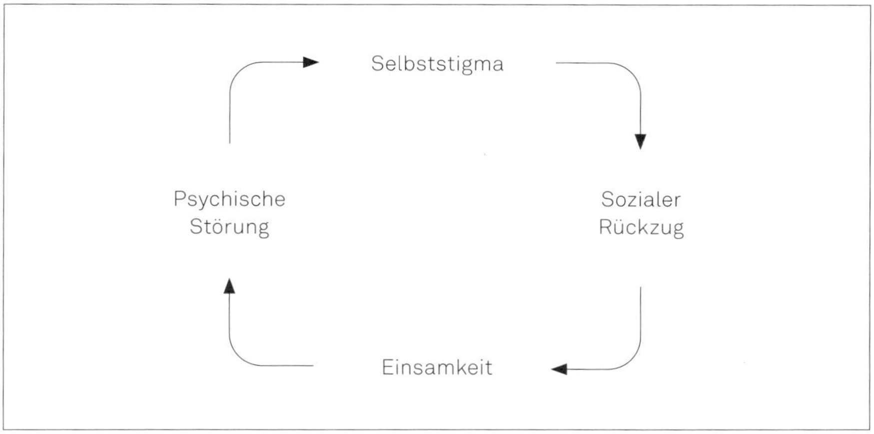

Abbildung 3: Teufelskreis von psychischer Störung, Selbststigma und Einsamkeit

Teufelskreis: Einsamkeit – psychische Störung

hat substanzielle Belege dafür gefunden, dass bei Depressionen ein Mangel an wahrgenommener sozialer Unterstützung mit schlechteren Ergebnissen über die Zeit in Bezug auf Symptomschwere, Genesung und Funktionsfähigkeit verbunden ist. Einige vorläufige Belege zeigen einen ähnlichen Zusammenhang bei bipolaren Störungen und Angststörungen auf. Solche liegen auch für die Beziehung zwischen mehr wahrgenommener sozialer Unterstützung und besserer Lebensqualität und Funktionsfähigkeit bei Schizophrenie vor. Einsamkeit und ihre Auswirkungen auf spezifische psychische Störungen sind im Vergleich zur wahrgenommenen sozialen Unterstützung noch unzureichend erforscht. Allerdings gibt es einige Hinweise darauf, dass stärkere Einsamkeit mit stärkeren Depressions- und Angstsymptomen und einer geringeren Remission bei Depressionen verbunden ist. Es braucht sicher noch mehr empirische Forschung zum Zusammenhang von Einsamkeit und spezifischen psychischen Störungen über die Zeit.

2.3 Einsamkeit und spezifische psychische Störungen

Die Hälfte erfüllt die Kriterien einer psychischen Störung

Interventionsstudien bei Einsamkeit legen nahe, dass Personen, die aufgrund eines Leidensdrucks in Zusammenhang mit ausgeprägter Einsamkeit Unterstützung suchen, in rund 50 % der Fälle klinisch ausgeprägte psychische Störungen aufweisen. An dieser Stelle sollen einige häufig in Verbindung mit Einsamkeit diskutierte psychische Störungen und ihr Zusammenhang damit kurz beschrieben werden. Diesen Störungen sollte beim Vorkommen von überdauernden Einsamkeitsgefühlen im diagnostischen Prozess besondere Beachtung geschenkt werden.

Ängste *Soziale Angststörung.* Das Hauptmerkmal der Sozialen Angststörung (oder Sozialen Phobie) ist eine ausgeprägte oder intensive Furcht vor sozialen Situationen, in denen die Person durch andere beurteilt werden könnte. Einsamkeit und soziale Angst sind eng miteinander verbunden, weil sie ein wichtiges gemeinsames Merkmal aufweisen, nämlich die Hypervigilanz gegenüber sozialer Bedrohung. Zudem kann ein verändertes Sozialverhalten Einsamkeit begünstigen.

Depression *Depressive Störungen.* Depressive Störungen gehen mit einer negativ verzerrten Wahrnehmung des Selbst und der Umwelt einher. Zudem ist bei betroffenen Personen oft ein sozialer Rückzug zu beobachten. Einsamkeitsgefühle können hier also auf der einen Seite durch das veränderte Verhalten der betroffenen Person und die veränderten Reaktionen des Umfeldes auftreten oder aber aufgrund negativ verzerrter Bewertungsmuster von sozialen Interaktionen oder Alleinsein entstehen. Einsamkeit ist insbesondere bei Personen mit persistierenden depressiven Störungen präsent. Depressive Personen können kurzfristig ein Gefühl der Erleichterung erleben, wenn sie sich nicht in ihren üblichen sozialen Rollen engagieren müssen. Dieses Muster des sozialen Rückzugs erhöht aber längerfristig die Wahrscheinlichkeit, sich einsam zu fühlen.

Trauer *Komplizierte Trauer.* Einsamkeit kommt häufig im Rahmen von Trauerprozessen nach dem Verlust eines geliebten Menschen vor. Forschungsergebnisse deuten darauf hin, dass sich ein Trauerfall zunächst besonders stark auf die Einsamkeit auswirkt. Durch die anschließende Aktivierung depressiver Symptome können Rückkoppelungsschleifen ausgelöst werden, wodurch sich Betroffene noch einsamer fühlen können als zuvor. Gleichzeitig können depressive Symptome verhindern, dass trauernde Personen Maßnahmen ergreifen, um die Einsamkeit zu reduzieren. Solche sich selbst verstärkenden Schleifen werden in Zusammenhang mit komplizierten Trauerprozessen beschrieben.

Autismus *Autismus-Spektrum-Störung.* Die Autismus-Spektrum-Störung (ASS) ist im Wesentlichen durch Defizite in zwei Kernbereichen definiert: (1) Defizit in der sozialen Kommunikation und sozialen Interaktion und (2) eingeschränkte, repetitive Verhaltensmuster, Interessen und Aktivitäten. Menschen mit ASS sind in vielen Lebensbereichen großem Stress ausgesetzt. Vor allem der zwischenmenschliche Kontakt wird häufig als anstrengend erlebt und deswegen gegebenenfalls vermieden oder als unbefriedigend empfunden, obschon sich viele Betroffene ein Zusammensein oft wünschen. Dies ist mit Gefühlen der Einsamkeit verbunden. Autistische Erwachsene berichten entsprechend signifikant höhere Einsamkeitswerte als nicht autistische Erwachsene, wobei die Einsamkeitswerte insbesondere mit defizitären sozialen Kompetenzen und mangelndem sozialem Support zusammenzuhängen scheinen.

Psychotische Störungen. Rund 40 % der betroffenen Personen benennen Einsamkeit als einer ihrer Hauptbelastungsfaktoren. Einsamkeit kann als Stressfaktor verstanden werden, der zu paranoidem Denken führen kann und es hat sich gezeigt, dass negative interpersonelle Schemata und depressive Symptome den Zusammenhang zwischen Einsamkeit und Paranoia erklären können. Wie auch bei anderen psychischen Störungen können verschiedene Aspekte der Erkrankung, wie z. B. psychotische Symptome, Ängste und depressive Symptome, Selbststigmatisierung, wahrgenommene Diskriminierung, funktioneller und struktureller Support, einen Einfluss auf die Einsamkeit haben, wobei die Beziehung zwischen Einsamkeit und diesen Faktoren in der Regel reziproker Natur ist.

Psychosen

Problematischer Internetkonsum. Gemäß verschiedenen Übersichtsarbeiten stellt die exzessive Nutzung sozialer Medien einen potenziellen Risikofaktor für Einsamkeit bei Jugendlichen und jungen Erwachsenen dar, wohingegen bei älteren Erwachsenen die Nutzung sozialer Medien auch ein protektiver Faktor gegen Einsamkeit zu sein scheint. Hinweise legen nahe, dass nicht die Nutzung sozialer Medien an sich mit höherem Einsamkeitserleben einhergeht, sondern viel mehr die Art und Weise, wie soziale Medien genutzt werden, entscheidend ist. Die Nutzung sozialer Technologien (z. B. E-Mail, Kurznachrichten, Soziale Netzwerke) können mit geringerer Einsamkeit einhergehen, wenn dadurch bestehende soziale Kontakte gepflegt oder neue Kontakte geknüpft werden. Ersetzen Online-Kontakte jedoch soziale Interaktionen offline oder erfolgt die Nutzung passiv (z. B. Profile und Beiträge anderer anschauen), kann dies mit erhöhtem Einsamkeitserleben einhergehen. Gesicherte Befunde fehlen jedoch, ob die exzessive Nutzung sozialer Medien bei einsamen Personen eher eine Ursache oder Folge von Einsamkeit ist. Eine wechselseitige Beziehung scheint naheliegend.

Internetkonsum

2.4 Einsamkeit und Persönlichkeitsstörungen

Persönlichkeitsstörungen können als Interaktionsstörungen betrachtet werden, da sie durch ein spezifisches Beziehungsverhalten oder -erleben charakterisiert sind. Deswegen ist es nicht verwunderlich, dass Einsamkeitsgefühle bei den meisten Menschen, die an Persönlichkeitsstörungen und -akzentuierungen leiden, häufig vorkommen. Es ist hierbei zu unterscheiden, ob Einsamkeit als Folge des rigiden Verhaltens- und Interaktionsstils auftritt oder ob vermeintliches Alleinsein und damit zusammenhängende Einsamkeitsgefühle um jeden Preis verhindert werden muss und, falls dies nicht gelingt, dies zu intensiven Einsamkeitsgefühlen führt.

Sachse (2013) unterscheidet in Bezug auf Persönlichkeitsstörungen zwischen Nähe- und Distanz-Störungen. Kennzeichnend für *Nähe-Störungen* ist, dass

Nähe- und Distanzstörungen

davon betroffene Patient:innen Nähe zu Interaktionspartner:innen herstellen, weil ihnen Nähe ausgesprochen wichtig ist und ein ausgeprägtes Bedürfnis danach besteht. Zudem hat Nähe bei diesen Störungen jeweils eine bestimmte Funktion, beispielsweise um nicht allein sein zu müssen. Zu den Nähe-Störungen gehören die narzisstische, die histrionische, die selbstunsichere und die dependente Persönlichkeitsstörung. *Distanz-Störungen* hingegen sind dadurch gekennzeichnet, dass betroffene Personen zu Interaktionspartner:innen möglichst Distanz halten. Personen, mit diesen Störungen gehen nur schwer oder gar keine Beziehungen ein, Beziehungen sind für sie nicht so wichtig, sie gehen Nähe aus dem Weg, stellen aktiv Distanz her und lassen nur sehr ausgewählte Personen in ihr Territorium. Dazu gehören: die schizoide, die paranoide, die zwanghafte, und die passiv-aggressive Persönlichkeitsstörung.

Emotionale Instabilität

Da sich bei der Borderline-Persönlichkeitsstörung das Bedürfnis nach Nähe und Distanz schnell abwechselt, ist sie keiner der beiden Kategorien eindeutig zugeordnet. Aus der oben beschriebenen Differenzierung ist nachvollziehbar, dass Einsamkeit insbesondere bei Nähe-Störungen und bei der Borderline-Persönlichkeitsstörung eine Rolle spielt. Deshalb soll auf diese Persönlichkeitsstörungen und ihr Zusammenhang mit Einsamkeit kurz eingegangen werden.

Dependente Persönlichkeitsstörung

Menschen mit einer *dependenten Persönlichkeitsstörung* sind übermäßig abhängig von anderen Menschen, wenn es darum geht, Entscheidungen zu treffen. Es fällt ihnen schwer, eigene Entscheidungen zu treffen, da sie ständig die Zustimmung und Rückversicherung anderer Menschen benötigen. Betroffene Personen zeigen eine Angst vor Trennung und können Alleinsein nicht oder nur schwer ertragen. Aufgrund ihrer übermäßigen Abhängigkeit von anderen Menschen, erleben sie intensive Gefühle der Einsamkeit, wenn es ihnen nicht gelingt, Alleinsein zu verhindern.

Ängstlich-vermeidende Persönlichkeitsstörung

Ein negatives Selbstkonzept, vielschichtige soziale Ängste und soziale Unsicherheit charakterisieren die *ängstlich-vermeidende Persönlichkeitsstörung*. Menschen mit dieser Persönlichkeitsstörung erleben häufig soziale Unbeholfenheit. Sie verbringen viel Zeit damit, sich auf ihre Unzulänglichkeiten zu konzentrieren und sind sehr zögerlich, Beziehungen einzugehen, bei denen es zu Ablehnung kommen könnte. Dies führt oft zu Gefühlen der Einsamkeit und zu einem Rückzug aus Beziehungen.

Fragiles Selbst, Narzissmus

Eine zentrale Rolle beim *klinisch bedeutsamen (vulnerablen) Narzissmus* spielt eine pathologische Selbstwertregulation. Die narzisstischen Selbstwertregulation dient der Kompensation eines fragilen, vulnerablen Selbst, das von unangenehmen Emotionen wie Scham, Hilflosigkeit oder Einsamkeit geprägt ist. Es wird versucht, das negative Selbstkonzept vor allem über Leistungsaspekte zu kompensieren. Der pathologische Narzissmus ist gekennzeichnet durch maladaptive Strategien im Umgang mit Kritik, Enttäuschungen und anderen Bedrohungen für ein positives Selbstbild. So kann beispielsweise das Abwerten anderer Personen zwecks Regulation des eigenen Selbstwerts dazu führen, dass sich abgewertete Personen abwenden und sich folglich bei narzisstischen Personen intensive Einsamkeitsgefühle ausbilden. Sozial vermeidendes Verhalten (sozialer Rückzug oder wenig authentisches Auftreten) bei narzisstischen Personen kann ebenso die (mehr oder weniger bewusste) Funktion haben, potenzielle Kritik und Kränkungen zu vermeiden und somit zu ausgeprägter Einsamkeit führen.

Defizite im prosozialen Verhalten

Bei der *Borderline-Persönlichkeitsstörung* handelt es sich um eine sehr komplexe Störung mit vielen unterschiedlichen Erscheinungsbildern, wobei Schwierigkeiten bei der Regulation von sowohl Nähe als auch Distanz in Beziehungen ein wichtiges Charakteristikum darstellen. Häufig ist auch ein verzweifeltes Bemühen, nicht verlassen zu werden, und eine große Angst vor dem Alleinsein typisch für betroffene Personen. Borderline-Patient:innen berichten entsprechend über ein erhöhtes Maß an Einsamkeit, kleinere und weniger vielfältige soziale Netzwerke und eine reduzierte soziale Funktionsfähigkeit in einer Vielzahl von sozialen Fähigkeiten und Verhaltensweisen. Insbesondere Defizite in den Bereichen prosoziales Verhalten und interpersonelle Kommunikation führen bei Borderline-Patient:innen zu erhöhter und teils sehr intensiven Gefühlen von Einsamkeit.

Forschungsbefunde zum Zusammenhang von Einsamkeit und Persönlichkeitsstörungen unter Berücksichtigung einer dimensionalen Sichtweise von Persönlichkeitsstörungen (siehe ICD-11 respektive alternatives Modell nach DSM-5) stehen noch aus.

2.5 Einsamkeit und Suizidalität

Zukünftiges Suizidverhalten, -gedanken

Verschiedene Studien legen einen Zusammenhang zwischen Suizidalität und Einsamkeit nahe. In einer kürzlich erschienen Metaanalyse zeigte sich, dass Einsamkeit zukünftige Suizidgedanken und/oder -verhalten vorhersagt. Zudem fanden sich Hinweise darauf, dass dieser Effekt in bestimmten Gruppen besonders stark war, einschließlich derjenigen Stichproben, die bei Studienbeginn zwischen 16 und 20 oder über 58 Jahre alt waren, und in Stichproben, die überwiegend weiblich waren. Es zeigte sich, dass Depression den Zusammenhang zwischen Einsamkeit und Suizidgedanken und -verhalten zu erklären vermag.

Interpersonale Theorie suizidalen Verhaltens

Der Zusammenhang zwischen Suizidalität und Einsamkeit lässt sich auch theoretisch einordnen (für eine Übersicht verschiedener Theorien siehe z. B. Teismann & Dorrmann, 2021): Der Interpersonalen Theorie suizidalen Verhaltens zufolge stehen die Wahrnehmung, nicht Teil einer wertgeschätzten Gruppe zu sein *(thwarted belongingness),* und die Einschätzung, für Mitmenschen eine Belastung darzustellen *(perceived burdensomeness)*, mit dem Wunsch zu sterben in Beziehung. Wenn dieser Wunsch mit einer erworbenen Befähigung *(acquired capability)*, sich zu suizidieren, zusammen auftritt, kommt es dieser Theorie zufolge zu suizidalem Verhalten. Einsamkeit kann in diesem Zusammenhang als Maß für „thwarted belongingness" angesehen werden.

Gefangensein *(entrapment)*

Im Integrierten Motivations-Volitions-Modell des Suizids werden Faktoren aus verschiedenen theoretischen Modellen integriert. Es postuliert, dass Suizidgedanken aus der Wahrnehmung des Gefangenseins *(entrapment)*, d.h. dem Wunsch, einer unerträglichen Situation zu entkommen, verbunden mit der Wahrnehmung, dass alle potenziellen Fluchtwege blockiert sind, herrühren. Das Modell beschreibt Einsamkeit als einen treibenden Faktor bei der Entwicklung von *entrapment*, welches ein primärer Auslöser für Suizidabsichten bzw. -ideen ist.

3 Relevante Modelle und Theorien

Grundbedürfnis nach Bindung

Das Bedürfnis nach Bindung und damit auch die Vermeidung der Verletzung desselben wird in verschiedenen Theorien als grundlegendes psychologisches Grundbedürfnis betrachtet, das allen Menschen zu eigen ist. Menschen sind wesentlich und dauerhaft durch ein Bedürfnis nach Zugehörigkeit, d.h. durch den starken Wunsch, dauerhafte zwischenmenschlichen Bindungen einzugehen, motiviert. Menschen suchen affektiv positive Interaktionen im Rahmen von langfristigen, fürsorglichen Beziehungen. Entsprechend wird das Bedürfnis nach Zugehörigkeit oft als eines der weitreichendsten und integrativsten Konstrukte verstanden, um die menschliche Natur zu verstehen und zieht sich als zentrales Motiv durch die meisten der nachfolgend beschriebenen Ansätze hindurch.

3.1 Existenzielle Perspektive

Das Gefühl der Einsamkeit kann aus einer existenziellen Perspektive betrachtet werden und wurde von vielen Existenzphilosophen wie Jaspers, Heidegger oder Buber beschrieben. Bezugnehmend auf verschiedene Existenzphilosophen beschreibt Yalom (1980) eine Art der Einsamkeit, die nicht die zwischenmenschliche oder intrapsychische Isolation (durch Abspaltung von Teilen seiner selbst) meint, sondern die Isolation als die grundlegende Erfahrung der Trennung zwischen sich und der Welt.

Diese Isolation gehört Yalom zufolge grundlegend zum Menschsein. Existenzielle Einsamkeit kann erfahren werden, wenn die Konfrontation mit dem Tod und der Freiheit nicht vermieden wird oder nicht mehr vermieden werden kann. Dies geschieht, wenn man sich selbst als sterblich erlebt, die Erfahrung macht, dass man anderen Menschen nicht auf einer grundlegenden menschlichen (d.h. authentischen) Ebene begegnen kann, oder wenn man sich in einer Krise befindet und aufgrund dessen intensive negative Gefühle, wie Traurigkeit, Hoffnungslosigkeit, Trauer, Bedeutungslosigkeit oder Angst empfindet.

Isolation, Trennung von Selbst und Welt

Bisher wurde existenzielle Einsamkeit meistens bei Patient:innen mit schweren progredienten Krankheiten und in Sterbesituationen untersucht. Sie unterscheidet sich von z.B. sozialer und intimer Einsamkeit in zweierlei Hinsicht: Erstens sind soziale und intime Einsamkeit mit einem Mangel an bedeutungsvollen sozialen Beziehungen und sozialer Gemeinschaft verbunden. Existenzielle Einsamkeit hingegen ist das Ergebnis einer umfassenderen Trennung, die mit der Natur der Existenz und insbesondere mit einem Mangel an Lebenssinn zusammenhängt. Zweitens kann soziale und intime Einsamkeit durch die Verbesserung der Qualität des Beziehungsnetzes oder durch die Anpassung des Anspruchsniveaus überwunden werden. Für existenzielle Einsamkeit hingegen gibt es nach dem phänomenologischen Ansatz kein dauerhaftes Gegenmittel.

Mangel an Lebenssinn

3.2 Perspektive der sozialen Bedürfnisse

Die Perspektive der sozialen Bedürfnisse *(social need perspective)* postuliert eine direkte Beziehung zwischen objektiv defizitären sozialen Bindungen und der subjektiven Erfahrung von Einsamkeit. Vertreter dieser Perspektive sind der Ansicht, dass beziehungsspezifische Typen von Einsamkeit entstehen, wenn Beziehungen die ihnen zugrunde liegenden sozialen Bedürfnisse nicht befriedigen.

Die sozialen Bedürfnisse und die Beziehungen, mithilfe derer diese Bedürfnisse befriedigt werden, verändern sich im Laufe der Entwicklung. Abgesehen von der Beziehung zu den Eltern oder anderen primären Bezugspersonen sind für kleine Kinder Spielkamerad:innen für das gemeinsame Spiel und das Sich-eingebunden-Fühlen wichtig. Die Übergänge von der Kindheit zur Adoleszenz und zum jungen Erwachsenenalter sind dadurch gekennzeichnet, dass die Eltern als primäre Bezugspersonen bis zu einem gewissen Grad aufgegeben und durch Gleichaltrige wie Freund:innen und vertraute Personen ersetzt werden. Im jungen Erwachsenenalter gewinnen zusätzlich romantische Beziehungen eine wichtige Rolle sowie das Akzeptiert werden durch andere als mögliche bzw. möglicher Beziehungspartner:in (für eine Übersicht

Beziehungen befriedigen soziale Bedürfnisse nicht

siehe Qualter et al., 2015). Unabhängig vom Alter führt der Verlust oder das Fehlen von Bezugspersonen, die zur Befriedigung des Bedürfnisses nach Bindung herangezogen werden können, zu Einsamkeitserleben und Stress.

Qualitäten und Funktionen sozialer Beziehungen

Soziale Beziehungen können verschiedene – sich nicht ausschließende – Qualitäten haben und unterschiedliche Funktionen erfüllen. Einsamkeitsgefühle werden begünstigt, wenn diese Qualitäten oder Funktionen nicht oder nur ungenügend erfüllt werden:

- *Verbundenheit:* Sicherheit und Geborgenheit bekommen.
- *Soziale Integration:* Kommunikation mit gleichgesinnten Menschen.
- *Für andere da sein können:* Gefühl, gebraucht zu werden und mitverantwortlich zu sein für das Wohlbefinden anderer.
- *Vergewisserung des Selbstwertes:* Rollenkompetenz unter Beweis stellen können.
- *Gefühl der verlässlichen Bindung:* Sich auf andere verlassen können.
- *Sich an anderen orientieren können:* Vertrauensvollen Rat bekommen.
- *Intimität und Zuneigung:* Körperliche und emotionale Nähe zu anderen spüren.
- *Sozialer Vergleich:* Möglichkeit zur (realistischeren) Einschätzung des Selbst.
- *Sinnhaftigkeit:* Zugehörigkeit zu etwas Größerem und Möglichkeit zur Fortpflanzung.
- *Genussreiche Stimulation:* Bereichernder und anregender Zeitvertrieb.

Selbstwerterhaltung

Das Bedürfnis nach Bindung kann somit in Zusammenhang mit anderen psychologischen Grundbedürfnissen gesehen werden (Grawe, 1998): In Bezug auf das Bedürfnis nach Selbstwert, also das Bedürfnis, sich selbst als gut, kompetent, wertvoll und von anderen geliebt zu fühlen, können gute Bindungen zu dessen Befriedigung führen. Menschen können in sozialen Umgebungen ihren Selbstwert steigern, wenn diese beispielsweise wertschätzend sind oder einem von anderen Personen etwas zugetraut wird. Je nach Erfahrungen in der Kindheit wird ein Mensch die soziale Umgebung eher als Quelle von positiven oder von negativen Erfahrungen sehen. Es entwickelt sich eher eine optimistische oder eher eine pessimistische Lebenseinstellung.

Lustgewinn bzw. Unlustvermeidung durch soziale Situationen

Letzteres ist zentral in Bezug auf das Bedürfnis nach Lustgewinn bzw. Unlustvermeidung, also das Bedürfnis, erfreuliche, lustvolle Erfahrungen herbeizuführen und schmerzhafte, unangenehme Erfahrungen zu vermeiden. Je nach Erfahrungen werden Menschen soziale Beziehungen mehr oder weniger als Gelegenheit verstehen, in der positive und lustvolle Erfahrungen herbeigeführt werden können.

Kontrollerfahrungen in sozialen Beziehungen

Je nach individueller Erfahrung im sozialen Kontext entwickelt der Mensch Grundüberzeugungen darüber, inwieweit das Leben Sinn hat, ob Voraussehbarkeit und Kontrollmöglichkeiten in Bezug auf soziale Beziehungen bestehen, ob es sich lohnt, sich einzusetzen und zu engagieren. Dies ist zentral in Bezug auf das Bedürfnis nach Orientierung und Kontrolle.

3.3 Kognitives Diskrepanzmodell

Subjektive Bewertung vorhandener und gewünschter Beziehungen

Im Unterschied zur Perspektive der sozialen Bedürfnisse legt das kognitive Diskrepanzmodell (Peplau & Perlman, 1982) den Fokus auf die subjektive Bewertung der vorhandenen und gewünschten Beziehungen eines Menschen und nicht auf die Bedürfnisse, die durch diese Beziehungen befriedigt werden (vgl. Abbildung 4). Sowohl Faktoren der *Person* (z. B. Beziehungserfahrungen und damit zusammenhängende motivationale Schemata oder Persönlichkeitsfaktoren), der *Umwelt* und *soziale und kulturelle Normen* werden in diesem Modell berücksichtigt. Denn diese beeinflussen sowohl die von einer Person als nötig erachteten respektive erwünschten als auch die tatsächlichen vorhandenen sozialen Beziehungen. *Auslösende Ereignisse* (z. B. Umzug, Trennung, interpersonale Konflikte) können sich sowohl auf die Qualität als auch die Quantität von aktuellen bestehenden Beziehungen auswirken. Zusätzlich unterliegen auch die gewünschten und benötigten sozialen Beziehungen Veränderungen im Laufe des Lebens (vgl. hierzu auch die sozio-emotionale Selektivitätstheorie nach Carstensen (1991)). Stimmen die *aktuellen sozialen Beziehungen* nicht mit den *gewünschten sozialen Beziehungen* überein, entsteht eine *Diskrepanz,* welche zum Erleben von Einsamkeit führen kann. Einsamkeit wird nach diesem Modell aber nicht automatisch durch ein auslösendes Ereignis (z. B. den Eintritt in den Ruhestand oder einen Trauerfall) oder durch eine Reihe sozialer Umstände (z. B. allein leben oder über 80 Jahre alt sein) und daraus resultierender Diskrepanz der sozialen Beziehungen verursacht; vielmehr ist es die Art und Weise, wie eine Person diese Ereignisse und Konsequenzen für ihre soziale Situation versteht und bewertet, die bestimmt, ob ein Gefühl der Einsamkeit auftritt.

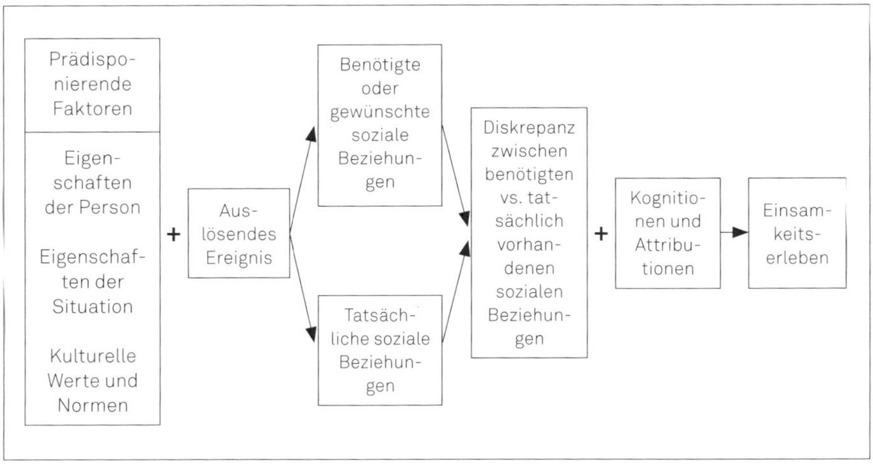

Abbildung 4: Das Diskrepanzmodell der Einsamkeit (adapt. nach Peplau & Perlman, 1982)

Kognitionen und Attributionen entscheidend

Kognitionen (entweder in Bezug auf sich selbst oder die anderen) und *Attributionen* in Bezug auf die Ursache (stabil vs. nicht stabil, internal vs. external) bestimmen mit, ob es zu einem Erleben von Einsamkeit kommt oder nicht (vgl. Abbildung 4). Mithilfe dieses Modells kann verdeutlicht werden, weshalb ein spezifisches Ereignis (z.B. eine Trennung) bei unterschiedlichen Personen nicht gleichsam in Einsamkeitserleben münden muss. In Anlehnung an die konsistenztheoretische Terminologie nach Grawe (1998) kann die wahrgenommene Diskrepanz zwischen erwünschten und tatsächlichen sozialen Beziehungen auch als *Inkongruenz* bezeichnet werden.

Inkongruenz

3.4 Evolutionäre Theorie der Einsamkeit

Effizienz der Gruppe für Sicherung des Überlebens

Das Bedürfnis nach Bindung spielte aus einer evolutionären Perspektive für das Überleben einer Spezies eine wichtige Rolle und ist deshalb bei den allermeisten Menschen zu finden. Gruppen waren hinsichtlich verschiedener Aspekte effizienter als ein Individuum, wenn es darum ging, Überleben zu sichern. Soziale Gruppen können sich beispielsweise die Verantwortung für die Nahrungsbeschaffung, die Versorgung von Kleinkindern und den Schutz vor Raubtieren oder anderen feindlichen Gruppen teilen.

Biologisches Warnsystem

Um sicherzustellen, dass das Individuum so handelt, dass die Überlebenswahrscheinlichkeit erhöht wird, haben sich biologische Warnmechanismen entwickelt. Nach der Evolutionären Theorie der Einsamkeit (ETL; Cacioppo & Cacioppo, 2018) dient die Wahrnehmung, sozial isoliert zu sein (d.h. sich einsam zu fühlen), selbst in der Gesellschaft anderer, als biologisches Warnsystem, das bei allen sozialen Spezies zu finden ist. Das Warnsystem signalisiert, dass wichtige soziale Beziehungen gefährdet oder beschädigt sind und löst eine Stressreaktion im Körper aus.

Einsamkeit motiviert, Bindungen zu reparieren, zu ersetzen

In der Folge motiviert das aversive Gefühl der Einsamkeit dazu, suboptimale Bindungen zu reparieren oder zu ersetzen. Die daraus resultierende Linderung des negativen Affekts wird als belohnend wahrgenommen. Darüber hinaus sind positive soziale Interaktionen an sich lohnende Erfahrungen. Die aversive Natur der Einsamkeit und der belohnende positive Wert sozialer Kontakte führen zu einer doppelten Motivation, die Einsamkeit aufzulösen.

Die ETL postuliert zudem, dass Einsamkeit nicht nur die Motivation erhöht, sich anderen zuzuwenden und auf sie zuzugehen, sondern auch eine kurzfristige Betonung der Selbsterhaltung bzw. des Selbstschutzes fördert, da die wahrgenommene soziale Isolation als Bedrohung für das Individuum angesehen werden kann.

Dieser Schutzmechanismus umfasst (a) eine Zunahme der impliziten Wachsamkeit gegenüber sozialen Bedrohungen und, zumindest beim Menschen, (b) eine erhöhte Sorge um die eigenen Interessen und das Wohlergehen des Individuums, d.h. eine Zunahme der Selbstzentriertheit. Als Konsequenz dessen sieht sich ein Individuum mit einem motivationalen Konflikt zwischen Bindungs- und Autonomiebedürfnis konfrontiert, welcher je nach vorhergehenden Erfahrungen mehr in die eine oder andere Richtung gehen kann.

Wachsamkeit und Selbstzentriertheit als Schutzmechanismus

Die durch Einsamkeit hervorgerufene Stressreaktion und damit einhergehende Aktivierung der Schutzmechanismen stellen kurzfristig einen Überlebensvorteil dar, weil besser zwischen „Freund" und „Feind" unterschieden werden kann. Hält die Stressreaktion allerdings länger an, kann dies der Reparatur oder dem Neuaufbau von Beziehungen im Weg stehen und die biologischen Mechanismen der Stressreaktionen Folgen für die körperliche Gesundheit von Betroffenen haben.

Schutzmechanismen kurzfristig sinnvoll, langfristig potenziell schädigend

3.5 Kognitives Modell der chronischen Einsamkeit

Cacioppo und Hawkley (z. B. 2009) schlagen, u. a. basierend auf der ETL, ein Kognitives Modell der überdauernden Einsamkeit vor, welches von Qualter et al. (2015) durch das Wiedervereinigungsmotiv *(reaffiliation motive)* ergänzt wurde. Gemäß diesem Modell führen Gefühle der Einsamkeit zu einem anfänglichen sozialen Rückzug, der eine Beobachtung und Bewertung der unmittelbaren sozialen Situationen ermöglicht.

Die Wahrnehmung, dass man von anderen isoliert ist, kann das Motiv zur Selbsterhaltung erhöhen und führt zu einer gesteigerten Sensibilität und Hypervigilanz gegenüber potenziellen sozialen Bedrohungen und Angriffen. Soziale Situationen werden entsprechend negativ interpretiert und antizipiert, was dazu führt, dass einsame Individuen soziale Reize eher als bedrohlich wahrnehmen, insbesondere wenn diese Situationen neutral oder ambivalent sind.

Hypervigilanz für soziale Bedrohungen

In Übereinstimmung damit finden sich bei einsamen Personen kognitive Verzerrungen in verschiedenen Phasen der sozialen Informationsverarbeitung, wie z. B. Aufmerksamkeits-, Bestätigungs- und Gedächtnisverzerrungen. Eine Übersichtsarbeit von Spithoven, Bijttebier und Goossens (2017) fasst empirische Ergebnisse zusammen, die aufzeigen, dass bei einsamen Personen verschiedene Phasen der sozialen Informationsverarbeitung beeinträchtigt sind (vgl. Abbildung 5).

Verzerrungen der sozialen Informationsverarbeitung

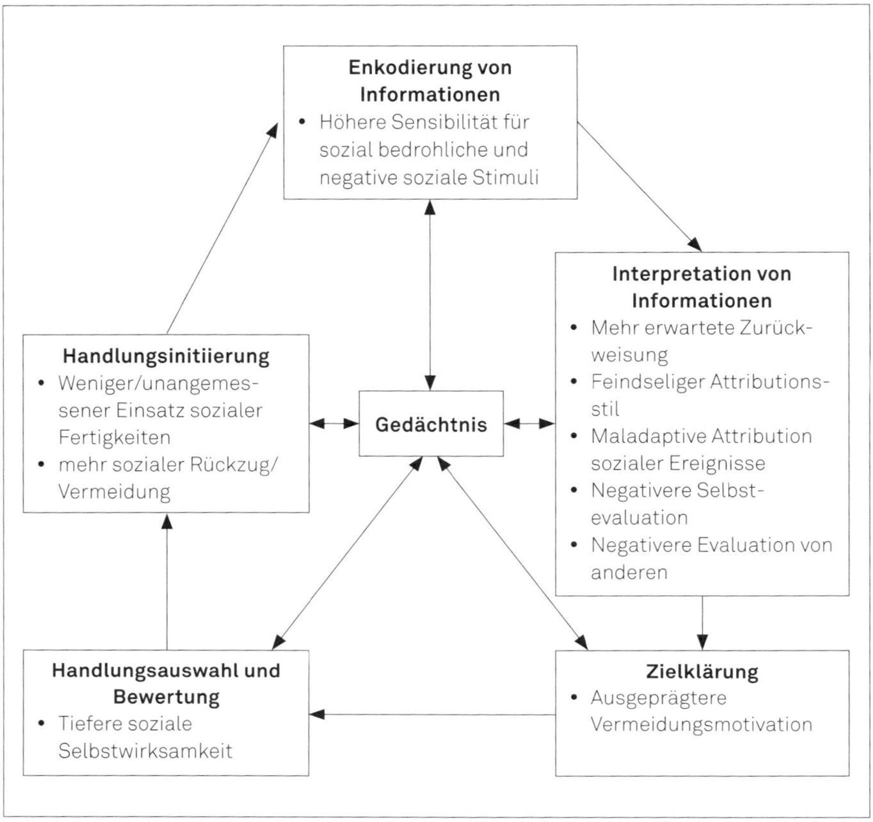

Abbildung 5: Übersicht über beeinträchtige Aspekte bei der Informationsverarbeitung bei einsamen Personen (adapt. nach Spithoven et al., 2017)

Teufelskreis; Aufrechterhaltung der Einsamkeit

Die in diesem Ansatz angenommenen kognitiven Verzerrungen verstärken ihrerseits kontraproduktive soziale Verhaltensweisen, wie z. B. soziale Vermeidung oder präventive Abwertung von anderen. Diese Verhaltensweisen reduzieren die Gefahr potenzieller selbstwertbedrohlicher Ablehnung oder Angriffe und verhindern gleichzeitig Verhaltensweisen, die befriedigendere Beziehungen fördern können. Die in Bezug auf das Bindungsbedürfnis kontraproduktiven Verhaltensweisen können dem Eingehen neuer Beziehungen und/oder der Vertiefung bestehender Kontakte im Wege stehen und erhöhen daher negative Gefühle und fördern die Aufrechterhaltung der Einsamkeit. Gleichzeitig verhindern sie im Sinne einer selbsterfüllenden Prophezeiung die Möglichkeit von korrektiven sozialen Erfahrungen. Neue negative

Erfahrungen erhöhen wiederum die Einsamkeit und die kognitive Voreingenommenheit in sozialen Situationen weiter und führen über einen Teufelskreis zur Aufrechterhaltung der Einsamkeit.

3.6 Transdiagnostisches modulares Modell chronischer Einsamkeit

Käll, Shafran et al. (2020) konzipierten basierend auf in der Literatur beschriebenen gemeinsamen Elementen von Einsamkeitsinterventionen ein umfassendes transdiagnostisches und modulares Modell, welches unabhängig davon, ob eine diagnostizierbare psychische Störung vorliegt oder nicht, angewendet werden kann. Die identifizierten Elemente wurden zu einem Modell der Aufrechterhaltung von Einsamkeit kombiniert basierend auf der Literatur zu Theorien der Aufrechterhaltung von Einsamkeit (Cacioppo & Hawkley, 2009; Qualter et al., 2015) und auf kognitiv-behavioralen Modellen von Angststörungen, insbesondere dem der sozialen Angst nach Clark und Wells (Stangier, Clark, Ginzburg & Ehlers, 2016).

Dysfunktionale kognitive Inhalte, Prozesse und Verhalten

Das Modell nach Käll, Shafran et al. (2020) beinhaltet Annahmen über dysfunktionale kognitive Inhalte und Prozesse, die vor, während und nach sozialen Situationen ablaufen und zur Aufrechterhaltung von Einsamkeit beitragen können. Dabei spielen dysfunktionale Schemata, Erwartungen vor sozialen Situationen (z. B. Abruf von Erinnerungen an soziale Misserfolgserlebnisse, die zu einer erhöhten antizipatorischen Misserfolgserwartung beitragen), kognitive Prozesse (vermehrt negative Kognitionen in einer sozialen Situation, selbstfokussierte Aufmerksamkeit, Aufmerksamkeitsbias, Interpretationsbias, verzerrte mentale Vorstellungsbilder) und Verhaltensaspekte (kontraproduktives Verhalten wie Vermeidung, eingeschränkte soziale Performanz) eine Rolle. Diese Prozesse führen zu einer Reduktion von wertgeschätzten Beziehungen und/oder einer Wahrnehmung von qualitativ defizitären Beziehungen und dadurch zu einer Verstärkung und Aufrechterhaltung von Einsamkeit (vgl. Abbildung 6 sowie die Karte „Transdiagnostisches modulares Modell chronischer Einsamkeit“ am Ende des Buches).

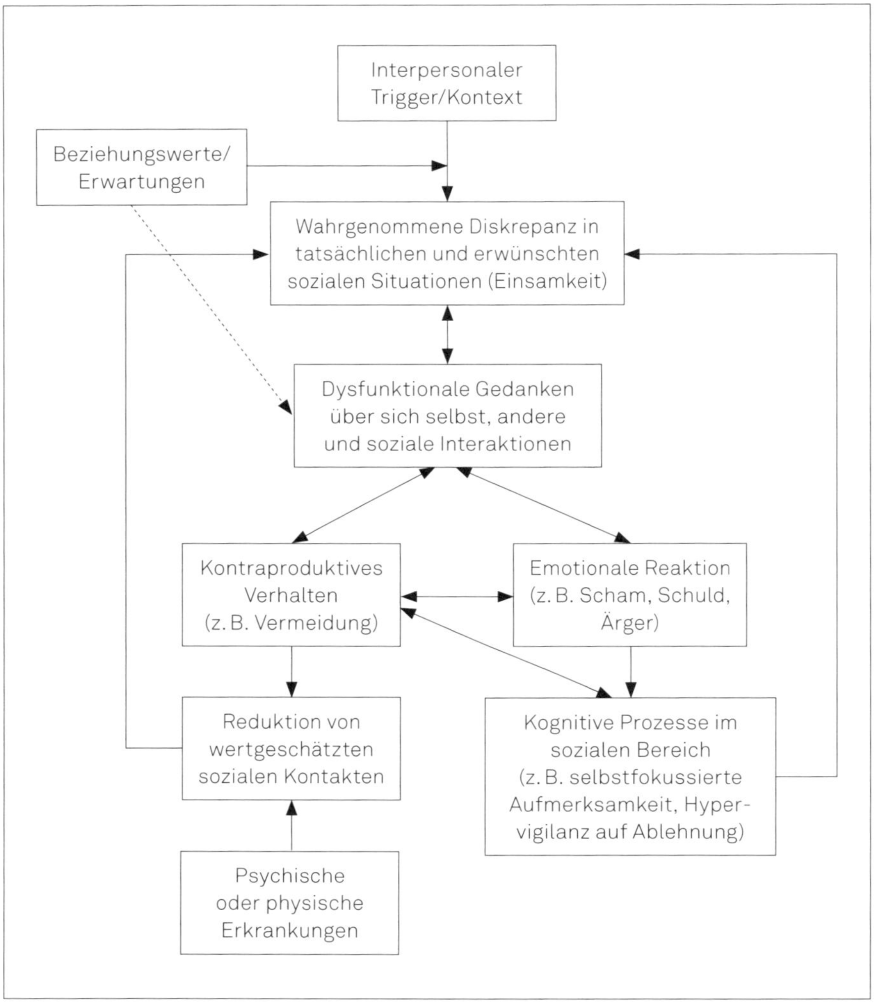

Abbildung 6: Das transdiagnostische modulare Modell chronischer Einsamkeit (adapt. nach Käll, Shafran et al., 2020)

4 Diagnostik

4.1 Klassifikatorische Diagnostik

Aus Sicht der Weltgesundheitsorganisation (WHO) und der American Psychiatric Association (APA) ist überdauernde Einsamkeit keine definierte Störung und kann somit auch nicht eindeutig diagnostiziert werden, wie es bei anderen psychischen Störungen der Fall ist. Außerdem wird Einsamkeit bislang auf unterschiedliche Art gemessen und es fehlt ein allgemeingültiger Schwellenwert, ab dem jemand als (chronisch) einsam gilt. In Kapitel 4.2 werden verschiedene, häufig eingesetzte Instrumente zur Erfassung von Einsamkeit näher erläutert.

Dauer der Einsamkeit erfassen

Im Rahmen der Diagnostik sollte die Dauer der Einsamkeit mitberücksichtigt werden. Viele Menschen erleben Momente der Einsamkeit, die aber von geringer Dauer sein können und nicht pathologisiert werden sollten. Problematisch wird Einsamkeit insbesondere dann, wenn sie über einen längeren Zeitraum bestehen bleibt und/oder mit einem großen subjektiven Leidensdruck verbunden ist. Ein Konsens dazu, wie lange und wie stark sich Menschen einsam fühlen müssen, damit sie eindeutig als „überdauernd einsam" klassifiziert werden könnten, fehlt noch und weitere Forschung hierzu ist notwendig (vgl. auch die Karte „Fragen zur differenziellen Indikation" am Ende des Buches).

Einsamkeit und komorbide Störungen

Da überdauernde Einsamkeit oft auch in Zusammenhang mit diagnostizierbaren Störungen auftritt und auch eine Folge derer sein kann, ist es für die Therapieplanung zentral, „komorbide" psychische Störungen zu erfassen und zu evaluieren, welche Störung oder welches Anliegen prioritär zu behandeln ist. Hierzu empfiehlt sich zur strukturierten Erfassung von Diagnosekriterien nach DSM-5 respektive ICD-10 das SCID-5-CV (CV steht für *clinical version;* Beesdo-Baum et al., 2019) oder das DIPS Open Access 1.2 (Margraf et al., 2021). Interessanterweise fanden sich in verschiedenen Interventionsstudien für Personen mit erhöhten Einsamkeitswerten (Käll et al., 2021; Käll, Jägholm et al., 2020) bei rund der Hälfte keine Hinweise auf eine mittels eines diagnostischen Interviews diagnostizierbare psychische Störung. Dies lässt darauf schließen, dass nicht alle Personen, die unter Einsamkeit leiden, durch bestehende diagnostische Kategorien erfasst werden.

Für den Fall, dass keine Diagnose nach DSM-5 oder ICD-10/-11 vorliegt, können in der ICD-10 mit Einsamkeit in Beziehung stehende Aspekte gegebenenfalls als „Probleme mit Bezug auf die soziale Umgebung" unter dem Code Z60 codiert werden. Z-Diagnosen bieten die Möglichkeit, „auf dem Kontinuum zwischen ‚Krankheit' und ‚gesunden Leidenszuständen' eine für Patienten bedeutsame klinische Situation zu beschreiben, ohne gleich eine medizinische ‚Überversorgung' zu induzieren und die Betroffenen durch eine Pathologisierung und ein ‚Labeling' zu schädigen" (Gensichen & Linden, 2013; S. 72). Es ist zu beachten, dass sich diese Z-Diagnosen vor allem auf *objektive* soziale Isolation beziehen, die mit Einsamkeit einhergehen können, aber weniger auf nicht objektiv sozial isolierte Personen, die sich trotzdem einsam fühlen (vgl. Kapitel 1.1 zur begrifflichen Unterscheidung). Die voraussichtlichen Veränderungen von ICD-10 zu ICD-11 dieser Codes werden in Tabelle 2 aufgezeigt.

Tabelle 2: Codierungen nach ICD-10 und ICD-11

ICD-10	Beschreibung	ICD-11	Beschreibung
Z60.0 **Anpassungsprobleme an die Übergangsphasen im Lebenszyklus**	• Anpassung an den Ruhestand (Pensionierung) • Empty-Nest-Syndrom	**QE0Y** **Sonstige näher bezeichnete Probleme mit Bezug auf die soziale und kulturelle Umgebung**	n.a.
Z60.1 **Atypische familiäre Situation**	• Probleme mit Bezug auf die familiäre Situation (Aufziehen von Kindern) bei einem alleinstehenden Elternteil oder bei anderen Formen des Zusammenlebens als dem der leiblichen Eltern	**QE9Y** **Sonstige näher bezeichnete Probleme mit Bezug auf die Erziehung**	n.a.
Z60.2 **Alleinlebende Person**	n.a.	**Nicht mehr enthalten**	
Z60.3 **Schwierigkeiten bei der kulturellen Eingewöhnung**	• Migration • Versetzung in andere soziale Umgebung	**QE00** **Schwierigkeiten bei der kulturellen Eingewöhnung** *Exkl.:* Spezifisch mit Stress verbundene Störungen (6B40–6B4Z)	• Probleme die aus der Unfähigkeit entstehen sich an eine andere Kultur oder Umgebung anzupassen

Tabelle 2: Fortsetzung

ICD-10	Beschreibung	ICD-11	Beschreibung
Z60.4 **Soziale Ausgrenzung oder Ablehnung**	• Ausgrenzung oder Ablehnung aufgrund von persönlichen Besonderheiten, wie ungewöhnliches Aussehen, Krankheit oder Verhalten	**QE03** **Soziale Ausgrenzung oder Ablehnung** *Exkl.:* Zielscheibe feindlicher Diskriminierung oder Verfolgung (QE04)	• Ausgrenzung oder Ablehnung aufgrund von persönlichen Besonderheiten, wie ungewöhnliches Aussehen, sexuelle Orientierung, Geschlechtsidentität und Geschlechtsausdruck, Krankheit oder Verhalten
Z60.5 **Zielscheibe feindlicher Diskriminierung und Verfolgung**	• Verfolgung oder Diskriminierung, vermutet oder real, aufgrund der Zugehörigkeit zu einer besonderen Gruppe (bestimmt durch Hautfarbe, Religion, ethnische Herkunft usw.) und nicht aufgrund von persönlichen Besonderheiten	**QE04** **Zielscheibe feindlicher Diskriminierung und Verfolgung** *Exkl.:* Soziale Ausgrenzung oder Ablehnung (QE03)	• Verfolgung oder Diskriminierung, von Individuum als real vermutet oder real, aufgrund der Zugehörigkeit zu einer besonderen Gruppe (bestimmt durch Hautfarbe, Religion, ethnische Herkunft, sexuelle Orientierung, Geschlechtsidentität und -ausdruck usw.) und nicht aufgrund von persönlichen Besonderheiten
Z60.8 **Sonstige Probleme mit Bezug auf die soziale Umgebung**	n.a.	**QE0Y** **Sonstige näher bezeichnete Probleme mit Bezug auf die soziale und kulturelle Umgebung**	n.a.

Tabelle 2: Fortsetzung

ICD-10	Beschreibung	ICD-11	Beschreibung
Z60.9 **Problem mit Bezug auf die soziale Umgebung, nicht näher bezeichnet**	n.a.	**QE0Z** **Probleme mit Bezug auf die soziale und kulturelle Umgebung, nicht näher bezeichnet**	n.a.
n.a.	n.a.	**MB23.Q Sozialer Rückzug**	• Rückzug aus Beziehungen und anderen sozialen Interaktionen

Es ist nicht anzunehmen, dass in absehbarer Zeit *chronische* oder *überdauernde Einsamkeit* eine eigenständige diagnostizierbare psychische Störung werden wird. Dennoch sollten in Anbetracht der Verbreitung und der schwerwiegenden gesundheitlichen Konsequenzen chronischer Einsamkeit Lösungen (z.B. als Spezifikation oder zusätzliche Z-Diagnose) für betroffene Personen geschaffen werden, die in den bestehenden Klassifikationssystemen aktuell nicht abgebildet werden, sofern sie keine andere „komorbide" psychische Störung aufweisen.

4.2 Dimensionale Diagnostik

Es existieren verschiedene Fragebogen zur Erfassung von Einsamkeit und verwandter Konstrukte. Im Folgenden wird eine Auswahl verschiedener Messinstrumente zur Erfassung von Einsamkeit, sozialer Isolation sowie für die Therapieplanung potenziell relevanter Konstrukte kurz vorgestellt.

4.2.1 Ein-Item-Fragen

Direkte Erfassung von Einsamkeit

„Fühlen sie sich (oft) einsam?" oder „Fühlen sie sich (oft) allein?" sind zwei Fragen, mit denen direkt erfragt werden kann, ob sich Personen einsam fühlen oder nicht. In vielen Studien, in denen Einsamkeit mit einem Item erfasst wurde, lagen zur Beantwortung der Frage die folgenden Antwortalternativen vor: „nie", „manchmal", „ziemlich oft", „sehr oft". Bei der direkten Frage ist zu berücksichtigen, dass Patient:innen gegebenenfalls Hemmungen haben können, das wahre Ausmaß ihrer Einsamkeit zu berichten. Hier empfiehlt es sich deshalb, die Frage nur schriftlich oder die indirekten Fragen einer Kurzform (vgl. Kapitel 4.2.2) zu stellen.

4.2.2 Fragebogen zur Erfassung von Einsamkeit

UCLA Loneliness Skala

Die UCLA Loneliness Skala (UCLA-LS, Russel, 1996) ist wahrscheinlich der verbreitetste Fragenbogen zur Erfassung von Einsamkeit. Der Fragebogen wurde verschiedene Male revidiert und ist in seiner zweiten Version in Deutsch validiert worden (Döring & Bortz, 1993).

Indirekte Erfassung von Einsamkeit

Die Langform (vgl. Anhang, S. 99) umfasst 20 Items, bei denen explizit auf die Begriffe „Einsamkeit" und „einsam" verzichtet wurde. Der Fragbogen hat eine 3-faktorielle Struktur und erfasst die Faktoren „Einsamkeitsgefühle", „wahrgenommene emotionale Isolation" und „wahrgenommene soziale Isolation". In der Regel wird der Fragebogen als eindimensional betrachtet. Es existieren verschiedene Kurzformen davon. Eine dieser Kurzformen besteht aus drei Items (vgl. Anhang, S. 100). Sie werden eingeleitet durch „Wie oft haben Sie das Gefühl ...". Die Items sind (1) „... dass Ihnen Gesellschaft fehlt?"; (2) „... ausgeschlossen zu sein?"; (3) „... von anderen isoliert zu sein?". Die Items werden auf 5-Punkte-Likert-Skalen bewertet (0 = *nie,* 1 = *selten,* 2 = *manchmal,* 3 = *oft,* 4 = *sehr oft*). Die Antworten werden zu einer Gesamtpunktzahl von 0 bis 12 addiert, wobei höhere Punktzahlen ein höheres Maß an Einsamkeit anzeigen. Für diese 3-Item-Version der UCLA liegen Normwerte aus einer repräsentativen Studie in Deutschland vor (Klein et al., 2021). Offizielle Cutoffs liegen keine vor, in der Studie wurden Personen mit einem Wert >3 als „einsam" klassifiziert.

De Jong Gierveld Skala

Soziale und Intime Einsamkeit

Die De Jong Gierveld Skala (z. B. De Jong Gierveld & Van Tilburg, 1999) kann ebenso als eindimensionale Einsamkeitsskala verwendet werden, aber die Items wurden mit Blick auf die Unterscheidung zwischen *sozialer* und *intimer Einsamkeit* nach Weiss (1973) entwickelt. Aus diesem Grund kann entweder die komplette Einsamkeitsskala oder es können die Subskalen zur intimen oder sozialen Einsamkeit verwendet werden. Die Originalversion besteht aus 11 Items. Es existiert ebenfalls eine Kurzversion mit 6 Items. Die Antwortskala besteht aus den Antworten „ja", „mehr oder weniger" und „nein". Weil Einsamkeit als stigmatisierende Erfahrung empfunden werden kann und die Befragten deswegen möglicherweise zögern, über Gefühle der Einsamkeit zu berichten, werden die beiden ersten Antwortalternativen mit „1" und „nein" mit „0“ bewertet. Die Autoren geben an, dass die Skala ausschließlich für den Einsatz in der wissenschaftlichen Umfrageforschung konzipiert wurde und nicht als diagnostischer Test in einem individuellen Kontext angewendet werden sollte.

Fragebogen zur Erfassung Existenzieller Einsamkeit

Einer der wenigen Fragebogen zur Erfassung existenzieller Einsamkeit wurde von Mayers, Khoo und Svartberg (2002) entwickelt. Er erfasst „Existenzielle Einsamkeit in sozialen Beziehungen“ (z. B. „Ich bin von Fremden umgeben, zu denen ich keine Verbindung aufbauen kann“) und „Existenzielle Einsamkeit in Bezug auf Lebenssinn“ (z. B. „Ich fühle mich der Welt ausgeliefert“). Aktuell wird eine deutsche Übersetzung validiert.

4.2.3 Fragebogen zur Erfassung von objektiver sozialer Isolation

Social Network Index

Im Social Network Index (SNI, Chohen et al., 1997) bewertet eine Person die Teilnahme an 12 verschiedenen Arten von sozialen Beziehungen. Dazu gehören Beziehungen zu Ehepartner:innen, Eltern, Schwiegereltern, Kindern, anderen nahen Familienmitgliedern, engen Nachbar:innen, Freund:innen, Arbeitskolleg:innen, Schulkamerad:innen, ehrenamtlichen Kolleg:innen und Mitgliedern von Gruppen ohne Religionszugehörigkeit und religiösen Gruppen. Ein Punkt wird für jede Art von Beziehung vergeben, bei der die Befragten angeben, dass sie mindestens einmal alle zwei Wochen (persönlich oder telefonisch) mit Personen in dieser Beziehung sprechen. Als Merkmale sozialer Netzwerke quantifiziert der SNI die *Größe* und die *Diversität* sozialer Netzwerke sowie die *Anzahl der eingebetteten Subnetzwerke* innerhalb von drei Subskalen (vgl. z. B. Liebke et al., 2017). Im Anhang (vgl. S. 101 ff.) findet sich eine Kopiervorlage zum SNI.

Lubben Social Network Skala (LSNS)

Soziales Netzwerk älterer Personen

Die Lubben Social Network Skala (LSNS) ist ein Fragebogen zu sozialen Netzwerken, der vor allem *für die ältere Bevölkerung* entwickelt wurde. Die LSNS enthält Fragen, die sich getrennt auf Verwandte und Freund:innen konzentrieren. Dabei wird insbesondere auf die Häufigkeit der Kontakte sowie die Möglichkeit von Gesprächen über private Angelegenheiten und, inwiefern jemand andere Personen um Hilfe bitten kann, eingegangen. Die LSNS hat zwei Dimensionen: soziale Netzwerke (1) mit der Familie und (2) mit Freund:innen. Die Skala misst die Größe, die Nähe und die Häufigkeit der Kontakte des sozialen Netzwerks eines Befragten in Bezug auf den Grad der wahrgenommenen Unterstützung, die sie von Familie und Freund:innen erhalten. Es existiert eine Langversion (12 Items) und eine Kurzversion (6 Items) (Lubben et al., 2006).

4.2.4 Fragebögen zur Erfassung assoziierter Konstrukte für die Therapieplanung

Im Folgenden wird eine Auswahl von Fragebögen zu verschiedenen Konstrukten kurz dargestellt, die bei der Therapieplanung hilfreich sein können, um für potenzielle, häufig mit Einsamkeit zusammen auftretende psychische Störungen zu screenen oder diese Symptome im Verlauf zu beobachten. Zusätzlich können damit weitere Informationen gewonnen werden, die für die Therapieplanung unterstützend sein können.

Soziale Unterstützung

Soziale Unterstützung wird im Fragebogen zur sozialen Unterstützung (F-SozU) als die wahrgenommene bzw. antizipierte Unterstützung aus dem sozialen Netz definiert. Die Langform besteht aus 54 Items und erfasst die Faktoren „Emotionale Unterstützung“, „Praktische Unterstützung“ und „Soziale Integration“. Es existiert auch eine Kurzform (K-14) mit 14 Items, die das Konzept eindimensional als wahrgenommene oder antizipierte Unterstützung erfasst (Fydrich, Sommer, Tydecks & Brähler, 2009).

Kognitive und behaviorale (soziale) Vermeidung

Vermeidungsverhalten und Vermeidungsgedanken

Mit der deutschen Form der Cognitive-Behavioral Avoidance Scale (CBAS, Ottenbreit & Dobson, 2004; dt. Version KBVS) kann im Selbstbericht Vermeidung erfasst werden (Röthlin et al., 2010). Die KBVS umfasst 31 Items. Vermeidung kann sich gedanklich oder im Verhalten äußern. Zudem kann sie sich auf die eigene Person oder den Umgang mit sozialen Situationen beziehen. Daraus ergeben sich vier Skalen. In Zusammenhang mit Einsamkeit sind insbesondere die zwei Subskalen soziale Vermeidungsgedanken (z. B. „Ich sitze Spannungen in meinen Beziehungen aus und hoffe, dass sie wieder vorbei gehen“) und soziales Vermeidungsverhalten (z. B. „Ich erfinde oft irgendwelche Entschuldigungen, um aus Aktivitäten mit anderen Leuten herauszukommen“). Die KBVS ist im Anhang abgebildet (vgl. S. 104ff.).

Soziale Kompetenzen

Eine Möglichkeit, soziale Kompetenzen mittels Selbstbeurteilungsfragebogen zu erheben, stellt das Inventar sozialer Kompetenzen (ISK; Kanning, 2009) dar. Das ISK besteht aus 108 Items und ist aus 17 Primärskalen aufgebaut, die sich zu vier Sekundärskalen gruppieren lassen: Soziale Orientierung, Offensivität, Selbststeuerung, Reflexibilität. Es existiert auch eine Kurzform (ISK-K) mit 33 Items, mit der sich ausschließlich die vier Sekundärskalen erfassen lassen.

Depressive Symptome

Da Einsamkeitserleben häufig mit depressiven Symptomen einhergeht, kann es sinnvoll sein, depressive Symptome zu erheben. Hierfür gibt es verschiedene Fragebogen. Der PHQ-9 beispielsweise umfasst neun Fragen und erfasst mit jeder Frage eines der Kriterien einer depressiven Störungen nach DSM-IV (Löwe, Kroenke, Herzog & Gräfe, 2004).

Soziale Ängste in Interaktionssituationen

Die Social Interaction Anxiety Scale (SIAS) ist ein Selbstbeurteilungsinstrument zur Erfassung von sozialen Ängsten spezifisch in Interaktionssituationen. Mit 20 Items werden Reaktionen auf soziale Interaktionen in Dyaden oder Gruppen erfasst (von Consbruch, Stangier & Heidenreich, 2016).

Frühkindliche traumatische Erfahrungen

Es kann wichtig sein, frühkindliche traumatische Erfahrungen via Fragebogen zu erfassen, da diese z.B. wegen Schamgefühlen nicht spontan berichtet werden. Diese können mithilfe der Kurzform des Childhood Trauma Questionnaire (CTQ) erhoben werden (Wingenfeld et al., 2010). Die traumatischen Erfahrungen werden anhand der Subskalen *Emotionale Misshandlung, Körperliche Misshandlung, Sexueller Missbrauch, Emotionale Vernachlässigung* und *Körperliche Vernachlässigung* erfasst.

Partnerschaftszufriedenheit

Die deutsche Form der Relationship Assessment Scale (RAS) (Hassebrauck, 1991) ist eine kurze, ökonomische Möglichkeit zur Erfassung der selbsteingeschätzten Beziehungsqualität von Personen, die sich in einer romantischen Beziehung befinden. Sie besteht aus sieben Items (z.B. „Wie oft wünschen Sie sich, dass Sie diese Beziehung lieber nicht hätten?“).

5 Behandlungsmethoden und therapeutische Interventionen

Für die Behandlung von überdauernder Einsamkeit und sozialer Isolation gibt es keinen einheitlichen Ansatz. Gerade die Heterogenität der Ursachen und der aufrechterhaltenden Faktoren legen ein individualisiertes therapeutisches Vorgehen nahe. Als Orientierungshilfe ziehen wir das integrative modulare Modell zur Aufrechterhaltung von Einsamkeit (Käll, Shafran et al., 2020) hinzu (vgl. Kapitel 3.6). Dieses Modell basiert auf einem Destillat empirischer Studien zur Reduktion von Einsamkeit und schlägt verschiedene Komponenten vor, die mit der Aufrechterhaltung von Einsamkeit zusammenhängen (vgl. Tabelle 3).

Anpassung des Vorgehens auf individuelle Situation

Aufgrund der modularen Art bietet das Modell die Möglichkeit, das therapeutische Vorgehen auf die individuelle Situation einer Person anzupassen und unterschiedliche Schwerpunkte zu setzen. Gleichwohl empfehlen wir, alle Komponenten des Modells in der Behandlung zu berücksichtigen, da diese meist eng miteinander verbunden sind und sich gegenseitig beeinflussen können (vgl. hierzu auch die Karte „Transdiagnostisches modulares Modell chronischer Einsamkeit" sowie die Karte „Exploration zentraler Elemente des Modells chronischer Einsamkeit" am Ende des Buches).

Tabelle 3: Zentrale Komponenten des Modells zur Aufrechterhaltung überdauernder Einsamkeit und deren Beschreibung (adapt. nach Käll, Shafran et al., 2020)

Komponente	Beschreibung
Kontext oder interpersonaler Trigger	Es wird angenommen, dass Einsamkeit von kontextuellen Auslösern abhängt. Dabei kann es sich um eine tiefgreifende Beeinträchtigung des sozialen Netzwerks handeln, wie z. B. im Falle eines Trauerfalls, durch Einschränkungen der Kontaktmöglichkeiten, wie im Falle der Maßnahmen während der Corona-Pandemie, oder um ein vorübergehendes Ereignis, das dysfunktionales interpersonales Verhalten triggert, wie z. B. ein Update in den sozialen Medien.
Wahrgenommene Diskrepanz bezüglich der sozialen Situation	Das Erleben von Einsamkeit ist das Ergebnis einer Bewertung der sozialen Situation als nicht erfüllend im Vergleich zum erwünschten Niveau. Das Erleben wird immer als aversiv und die Veränderbarkeit der Diskrepanz als unkontrollierbar erfahren.
Dysfunktionale Gedanken und Schemata	Es wird angenommen, dass negative interpersonelle Bewertungen zu dysfunktionalen Kognitionen in Zusammenhang mit dem sozialen Bereich führen und diese verstärken. Diese Kognitionen können sich auf die eigene Person, andere Personen oder Beziehungen im Allgemeinen beziehen.

Tabelle 3: Fortsetzung

Komponente	Beschreibung
Emotionale Reaktion	Die emotionale Reaktion, die sich aus den negativen Bewertungen ergibt, ist unterschiedlich und kann in Form von z. B. Angst, Scham oder Gefühlen wie „Leere" auftreten.
Kontraproduktives soziales Verhalten (z. B. Vermeidung)	Damit sind Verhaltensweisen gemeint, die kurzfristig entlastend wirken, aber im Laufe der Zeit problematisch werden können, z. B. Vermeiden und Rückzug aus sozialen Interaktionen, abwertendes Verhalten, fehlendes prosoziales Verhalten, aber auch Aufsuchen von respektive Verharren in unbefriedigenden aktuellen Beziehungen.
Verzerrte sozial-kognitive Prozesse	Der Aufmerksamkeitsfokus ist in unangemessener Weise auf sich selbst und die eigenen Reaktionen gerichtet und/oder es besteht eine Hypervigilanz für potenzielle Signale von Ablehnung. Zudem liegen auch Verzerrungen bei der Informationsverarbeitung, z. B. beim selektiven Gedächtnisabruf (Erinnerung von negativen sozialen Situationen) oder der Interpretation ambivalenter sozialer Situationen vor. Diese Prozesse werden vor, während und nach der sozialen Situation aktiviert.

Im Folgenden werden Methoden und therapeutische Interventionen dargestellt, die an den verschiedenen Komponenten dieses modularen Modells anknüpfen und in ein kognitiv-verhaltenstherapeutisches Vorgehen assimilativ integriert werden können.

5.1 Psychoedukation

Einsamkeit als wichtiges Signal

In der Psychoedukation zu überdauernder Einsamkeit ist es zentral, die eigentlich adaptive Funktion von Einsamkeit hervorzuheben. Hierbei zeigt sich die Metapher des „sozialen Dursts" als hilfreich, d. h. ein Gefühl, das uns auf ein nicht befriedigtes psychologisches Grundbedürfnis aufmerksam macht, und uns motivieren soll, in unser soziales Netzwerk zu investieren. Es ist hier zudem wichtig, zu betonen, dass situative Einsamkeit ein normales und hilfreiches Gefühl darstellen kann, dass es aber wichtig ist, bei überdauernder Einsamkeit aktiv zu werden respektive sich damit auseinanderzusetzen, was es schwierig macht, das bestehende Bedürfnis nach Bindung besser zu befriedigen.

5.2 Sozialer Kontext und interpersonaler Trigger

Sowohl tiefgreifende Veränderungen im sozialen Netzwerk einer Person (z. B. Trennung, kein Zugang zum sozialen Netz aufgrund von Kontaktbeschränkungen) als auch vorübergehende Ereignisse im sozialen Kontext (z. B. von einer Arbeitskollegin nicht gegrüßt werden, sozialer Vergleich auf sozialen Medien) können Einsamkeitsgefühle auslösen. Das Identifizieren der Auslöser und Trigger für Einsamkeitsgefühle generiert wichtige Anhaltspunkte für das weitere therapeutische Vorgehen, z. B. für die Aufmerksamkeitslenkung in sozialen Situationen, dysfunktionale Kognitionen oder auch Hinweise auf fehlende, vernachlässigte oder brachliegende soziale Kontakte.

5.2.1 Vorübergehende und situative Trigger

Bei überdauernder Einsamkeit kann es sehr unterschiedlich sein, wann sich einsame Personen besonders einsam fühlen *(state)*, und ob das Erleben der Einsamkeit in Abhängigkeit der Zeit und der Situation variiert.

Tagebuch

Zur Exploration des Einsamkeitserlebens über die Zeit, kann es hilfreich sein, mittels eines Tagebuchs zu erfassen, *wann* und *in welcher Intensität* Einsamkeitsgefühle auftreten. Personen können sich notieren, wann sie sich einsam gefühlt haben, wie intensiv das Einsamkeitsgefühl war (z. B. auf einer Skala von 1 bis 10), ob der *Situation ein Ereignis vorhergegangen* ist, ob sie sich allein oder in Begleitung befunden haben.

Externale und internale Auslöser

Trigger, die akute und intensive Einsamkeitsgefühle auslösen, können externaler Art sein, z. B. Beobachtung anderer (fremder) Menschen und deren Umgang miteinander, oder aber auch internaler Art, z. B. Gedanken oder Erinnerungen an frühere Beziehungen. Einsamkeitsgefühle zuzulassen, um sie beobachten zu können, kann sehr aversiv sein und Menschen neigen dazu, diese zu unterdrücken oder zu vermeiden, sobald sie auftauchen. Hier kann der Hinweis darauf und die Anleitung dazu hilfreich sein, diese Gefühle *achtsam* zuzulassen und sie wahrzunehmen (vgl. auch Kapitel 5.5). Gerade Personen, die seit längerer Zeit Einsamkeit erleben, kann es schwerfallen, hier eine differenziertere Wahrnehmung zu haben, und sie berichten häufig, dass Einsamkeitsgefühle allgegenwärtig sind. Eine differenziertere Beobachtung des individuellen Einsamkeitserlebens kann auch Hinweise geben, ob das unbefriedigte Bedürfnis nach Bindung beispielsweise qualitativer und/oder quantitativer Natur ist. Zusätzlich können dem Tagebuch auch weitere Spalten hinzugefügt werden, in welchen Gedanken, die im Moment des Einsamkeitserlebens auftauchen, und Verhalten *nach* dem Erleben der Einsamkeitsgefühle erfasst werden können.

Exkurs: Einsamkeit in der Paarbeziehung – Unzufriedenheit als Trigger

Allein die Tatsache, in einer Partnerschaft zu sein, geht Studienbefunden zufolge mit einem geringeren Maß an Einsamkeit einher, als wenn man nicht in einer Beziehung ist. Aber auch Menschen in einer Paarbeziehung, welche sie als unbefriedigend erleben, können sich einsam fühlen. Mund und Johnson (2021) zeigen auf, dass die Einsamkeitserfahrung beider Partner:innen ein wichtiger Faktor für die zukünftige Beziehungszufriedenheit ist, aber auch die dyadische Konstellation der Einsamkeit innerhalb eines Paares kann einen Einfluss auf die Paarzufriedenheit haben. Bei heterosexuellen Paaren zeigte sich, dass eine Inkongruenz bezüglich der Einsamkeit des Partners bei Frauen mit geringerer Partnerschaftszufriedenheit verbunden war, während bei Männern das eigene Einsamkeitsniveau entscheidend war, ob sie mit der Partnerschaft zufrieden waren oder nicht.

Bei Einsamkeitsgefühlen innerhalb einer Paarbeziehung ist es sinnvoll, Sitzungen in einem Paarsetting in Betracht zu ziehen. Hierfür verweisen wird beispielhaft auf den bewältigungsorientierten Ansatz von Bodenmann (2012), welcher sich als wirksam bei verschiedenen Paarproblemen gezeigt hat.

5.2.2 Tiefgreifende Veränderungen des sozialen Netzwerks

Exploration und Sensibilität für bedeutende Lebensereignisse

Bedeutende Lebensereignisse, wie beispielsweise die Geburt des ersten Kindes, ein Arbeitsplatzverlust, ein Umzug an einen anderen Ort oder der Tod einer nahestehenden Person, können sich auf das Einsamkeitserleben einer Person auswirken. Qualität, Quantität und Verfügbarkeit von sozialen Kontakten können sich derart verändern, dass eine Diskrepanz zwischen den aktuellen und gewünschten sozialen Beziehungen entstehen und wahrgenommen werden kann. Nach einer Scheidung kann sich beispielsweise der gemeinsame Freundeskreis auflösen, bei der Geburt eines Kindes weniger Zeit für das Pflegen sozialer Beziehungen zur Verfügung stehen oder bei einem Arbeitsplatzverlust die regelmäßigen sozialen Kontakte wegfallen. Mitberücksichtigt werden muss, dass das Alter, in dem ein bedeutendes Lebensereignis erfolgt, relevant sein kann für das Einsamkeitserleben einer Person. Ist die Person älter oder jünger beim Ereignis, als es für dieses Ereignis in der Gesellschaft die Norm ist, können sich unterschiedliche Einsamkeitsverläufe abzeichnen. Personen fühlten sich beispielsweise in den Jahren nach ihrer Hochzeit einsamer, wenn sie bei der Eheschließung jünger waren als der Altersdurchschnitt (Buecker, Denissen & Luhmann, 2020). Die Exploration und

Sensibilität für bedeutende Lebensereignisse liefern wichtige Hinweise auf die Ursache oder mitbedingende Faktoren für das Einsamkeitserleben und sollten zu Beginn einer Behandlung mitberücksichtigt werden.

Einsamkeit nach einem Todesfall

Ein Risikofaktor für überdauernde Einsamkeit ist der Tod eines nahestehenden Menschen. Wird dieser als ursächlich für die Einsamkeit angesehen, ist ein spezifischer Fokus auf den Verlust indiziert. Hierbei ist es wichtig, anzuerkennen, dass Einsamkeitsgefühle nach dem Verlust einer geliebten Person normal sind, und dass diese validiert werden. Chronische Einsamkeit und soziale Isolation nach einem Todesfall kann mit komplizierter Trauer einhergehen. Gerade im höheren Alter kann ein zuvor spärlich entwickeltes soziales Netz zusätzlich zu überdauernder Einsamkeit beitragen. Ein kognitiv-behaviorales Modell der komplizierten Trauer geht davon aus, dass drei zentrale Prozesse das Auftreten und die Aufrechterhaltung komplizierter Trauersymptome erklären: unzureichende Integration des Verlustes in das vorhandene autobiografische Wissen; negative globale Überzeugungen (über sich selbst, die Welt und die Zukunft) und Fehlinterpretationen der Trauersymptome; und ängstliche (d.h., kognitive und offene Vermeidung von Erinnerungen an den Verlust) und depressive Vermeidung (d.h. Vermeidung sozialer, beruflicher und freizeitlicher Aktivitäten und verhaltensmäßiger Rückzug). Dementsprechend bestehen KVT-Behandlungen von komplizierter Trauer typischerweise darin, ein kohärentes autobiografisches Narrativ über den Verlust zu entwickeln, negative Überzeugungen und katastrophisierende Gedanken durch kognitive Interventionen in Frage zu stellen, Personen schrittweise mit vermiedenen Aspekten des Verlusts (z.B. Orte, Objekte, Erinnerungen) durch Expositionstechniken zu konfrontieren und/oder den Menschen zu helfen, neue Lebensziele zu setzen und sich auf neue, sinnstiftende Aktivitäten einzulassen (Znoj, 2016).

5.3 Exploration der wahrgenommenen Diskrepanz der sozialen Situation

Die wahrgenommene Diskrepanz zwischen den aktuellen und gewünschten sozialen Beziehungen einer Person ist kennzeichnend für das Einsamkeitserleben. Die Diskrepanz kann sich sowohl auf die Qualität, die Quantität oder auch die Verfügbarkeit der Beziehungen beziehen. Beziehungserfahrungen und -erwartungen fließen ebenfalls in die Vorstellung über die gewünschte soziale Situation ein und können sich somit im Diskrepanzerleben niederschlagen. Die nachfolgenden Methoden erlauben eine nähere Analyse des aktuellen sozialen Netzes, sowie von Beziehungserfahrungen und -erwartungen, wodurch die wahrgenommene Diskrepanz detaillierter veranschaulicht werden kann.

5.3.1 Evaluation des aktuellen sozialen Netzwerks

Sozialer Konvoi

Am Anfang einer Behandlung ist es hilfreich, das soziale Netz respektive den „sozialen Konvoi“ einer Person zu erfassen. Dieses Modell bietet eine Möglichkeit, das soziale Umfeld einer Person systematisch zu explorieren (vgl. hierzu auch die Karte „Exploration des sozialen Netzes“ am Ende des Buches).

Der *soziale Konvoi* einer Person (P) wird mit drei konzentrischen Kreisen dargestellt (vgl. Abbildung 7):

- Im *ersten Kreis* werden enge, stabile und unterstützende Beziehungen verortet. Dies sind meist nur wenige und gegenüber Veränderung ziemlich stabile Beziehungen. Hierzu zählen beispielsweise Beziehungen zu nahen Familienmitgliedern (Partner:in, Kinder, enge Freund:innen). Jedoch kann es auch in diesem Kreis zu Veränderungen kommen, z. B. bei einem Todesfall, einer Trennung oder unüberwindbaren Konflikten.
- Im *zweiten Kreis* sind Beziehungen dargestellt, die etwas weniger eng sind als jene im ersten Kreis, jedoch auch außerhalb des Kontextes, in dem sie entstanden sind, fortbestehen. Dies könnte z. B. eine Nachbarin bzw. ein Nachbar sein, die bzw. den man zum Spazierengehen trifft, jemand von der Arbeit, mit der oder dem in der Freizeit etwas unternommen wird, oder Verwandte, zu denen regelmäßig Kontakt gepflegt wird. Diese Beziehungen können sich z. B. bei einem Umzug in eine andere Stadt, einer Trennung oder beim Wechsel der Arbeitsstelle verändern. Sie können aber auch bestehen bleiben, wenn dies von beiden Seiten gewünscht und möglich ist.
- Im *äußersten Kreis* sind Beziehungen abgebildet, die direkt mit der Arbeit oder Hobbys in Verbindung stehen. Ebenso können professionelle Supportgeber:innen (z. B. Hausärzt:innen), entfernte Verwandte (z. B. Onkel, den man nur an Familienfeiern trifft), Personen aus der Nachbarschaft, zu denen ein loser Kontakt besteht, oder Arbeitskolleg:innen, mit denen sich der Kontakt auf die Arbeitszeiten beschränkt, in diesem Kreis angesiedelt werden. Diese Beziehungen sind am wenigsten stabil und lösen sich in der Regel auf, wenn es Veränderungen, z. B. in der Familienstruktur (Todesfall, Trennung), oder einen Wohnorts- oder Arbeitsplatzwechsel gibt.

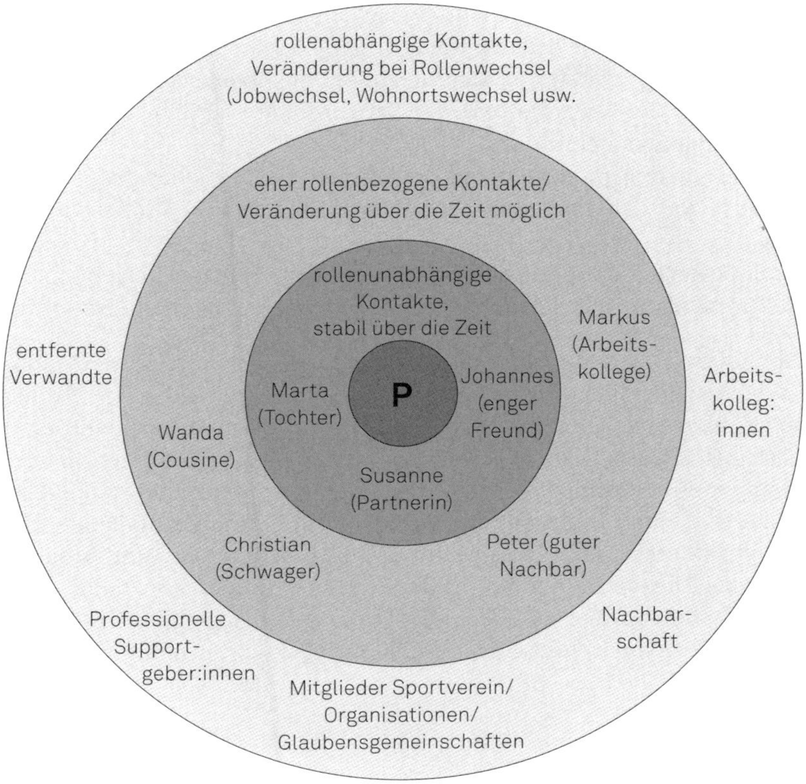

Abbildung 7: Beispiel eines sozialen Konvois bzw. eines sozialen Netzes

5.3.2 Beziehungspanorama

Um mehr über die aktuellen und früheren Beziehungen einer Person in Erfahrung zu bringen, bietet sich ein Beziehungspanorama an. Es soll der Erfassung wichtiger Beziehungen und deren Verlauf innerhalb eines Lebens dienen. Hier werden, ähnlich wie bei einem Ressourcenpanorama, für die Person wichtige Beziehungen und Lebensereignisse über den Verlauf des Lebens erfasst. Während auf der x-Achse die Zeit angeordnet ist, kann auf der y-Achse die Beziehungszufriedenheit erfasst werden. Verschiedene Personen werden mit unterschiedlichen Linien eingetragen. Auf der Grundlage dieses Panoramas lässt sich z. B. auch erfragen, wieso in Beziehungen die Zufriedenheit zu- oder abnahm, oder wann es zu Beziehungsabbrüchen kam und was diese verursacht hat. Ebenso können bedeutsame Lebensereignisse eingetragen werden (vgl. Kapitel 5.2.2). Mit einer zusätzlichen Linie kann dann z. B.

der Verlauf des Einsamkeitserlebens über die Zeit abgetragen werden (vgl. Abbildung 8). Diese Methode kann verschiedenen Zwecken und der Exploration weiterer Aspekte dienen, wie z. B.:

- Anzahl wertgeschätzter Beziehungen über die Lebensspanne,
- Exploration der Rolle der bzw. des Patient:in, die diese bzw. die dieser in den Beziehungen einnimmt,
- Exploration der Initiierung und Beendigung von Beziehungen,
- Einfluss von Lebensereignissen (Umzug, Todesfall, Corona-Pandemie, usw.),
- Exploration der wesentlichen Merkmale *wertgeschätzter* Beziehungen,
- Zusammenhang von Anzahl und Güte von Beziehungen mit Einsamkeit.

In Abbildung 8 ist beispielhaft das Beziehungspanorama einer 57-jährigen Frau dargestellt, die aufgrund von anhaltenden und belastenden Einsamkeitsgefühlen eine Therapie aufsuchte. Dem Panorama ist zu entnehmen, dass sie bis 2010 sehr zufrieden war mit der Beziehung zu ihrem Mann, zu zwei engen Freundinnen und zur Schwester. Der Mann der Patientin erlitt im Jahr 2010 einen Schlaganfall, worauf die Patientin die anfallende Pflegearbeit größtenteils selbst übernahm und sich zeitintensiv um ihren Mann kümmerte. Dies hatte zur Folge, dass sie kaum mehr Zeit fand, um ihre Freundschaften zu pflegen. Ebenso litt die Beziehungsqualität zu ihrem Mann aufgrund der Folgen des Schlaganfalls. Ihre Schwester unterstützt sie teil-

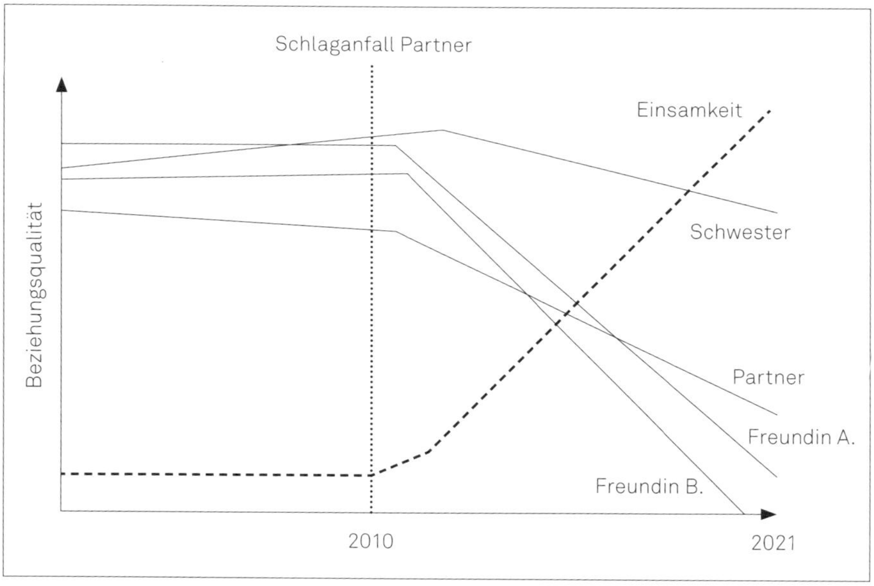

Abbildung 8: Beispiel eines Beziehungspanoramas (durchgezogene Linien = Beziehungsqualität, Strichpunkt-Linie = Einsamkeitserleben)

weise bei der Pflege; diese grenzt sich aber mehr und mehr ab, weswegen die Beziehung zu ihr auch an Qualität einbüßte. Die zunehmende Verschlechterung der Beziehungen über die Zeit führte zu einem starken Anstieg im Einsamkeitserleben.

Beziehungssituation eruieren und Schritte ableiten

Sowohl das Abbilden des sozialen Konvois als auch das Erfassen eines Beziehungspanoramas kann Patient:innen auf anschauliche Weise verdeutlichen, welche Arten von Beziehungen aktuell vorliegen, brachliegen oder fehlen. Aus diesen Informationen kann im Weiteren abgeleitet werden, ob die Qualität vorliegender Beziehungen unzureichend ist und Veränderungspotenzial besitzt, oder ob es vielmehr darum geht, neue soziale Beziehungen aufzubauen. Zudem können beim Besprechen von verschiedenen Beziehungen auch Hypothesen über dysfunktionale Gedanken und darunterliegende dysfunktionale Schemata generiert werden. Je nach Alter der Person muss das Beziehungspanorama – wie im obigen Beispiel – nicht die gesamte Lebensspanne abdecken.

5.3.3 Beziehungserwartungen

Erwartungen können sich zum einen auf die Qualität und/oder die Quantität der sozialen Beziehungen richten. Nach der Kognitiven Theorie der Einsamkeit kann eine Diskrepanz in Bezug auf beide zu Gefühlen von Einsamkeit führen.

Gewünschten Quantität und Qualität von Beziehungen

Deshalb ist es wichtig, sowohl die erwünschte *Quantität* von Beziehungen (z. B. „Wie viele Personen müssten sich in den jeweiligen Kreisen [vgl. Kapitel 5.3.1] befinden, damit Sie sich nicht einsam fühlen?") als auch die gewünschte *Qualität* spezifischer Beziehungsarten (z. B. „Was macht für Sie eine gute Beziehung aus? Welche Werte sind Ihnen in Beziehungen – Partnerschaft, Freundschaften – wichtig?", „In welchen bestehenden Beziehungen sehen Sie diese Werte erfüllt?") zu explorieren und zu explizieren. Aus diesen Fragen lässt sich ableiten, in welchem Bereich die größte Diskrepanz zum aktuellen Erleben wahrgenommen wird. Die Diskrepanz kann nun einerseits aufgrund überhöhter und unflexibler Standards entstehen oder andererseits aufgrund eines tatsächlich suboptimalen Niveaus in Bezug auf die Qualität oder die Quantität. Hier ist zu berücksichtigen, dass der „Soll-Wert" in Bezug auf die erwünschte respektive benötigte Anzahl Kontakte sehr unterschiedlich sein kann und auch von Aspekten wie Persönlichkeitseigenschaften (z. B., ob eine Person eher extravertiert oder introvertiert ist) oder dem kulturellen Hintergrund abhängen kann.

Studien zeigen, dass Menschen im Allgemeinen dazu neigen, zu unterschätzen, wie einsam sich auch andere Menschen teilweise fühlen (und somit, dass vorübergehende Gefühle von Einsamkeit durchaus normal und adaptiv sein können), und zu überschätzen, wie viele enge Freund:innen andere haben und wie glücklich andere mit ihren Beziehungen sind. Tatsächlich berichten Personen, die glauben, dass andere Menschen ein erfüllteres soziales Leben haben als sie selbst (z.B. mehr Freund:innen haben, auf weniger soziale Hindernisse stoßen), über größere Gefühle der Einsamkeit. Wenn Menschen also ihr soziales Leben als minderwertig im Vergleich zu dem anderer betrachten, kann dies dazu führen, dass sie mit ihrem eigenen sozialen Leben unzufrieden sind und zum Beispiel die Zeit, die sie allein verbringen, eher als Einsamkeit bewerten.

Verzerrte soziale Kognitionen durch Vergleich mit anderen

Verzerrte soziale Kognitionen können z.B. durch die Nutzung sozialer Medien verstärkt werden. Daraus kann resultieren, dass Menschen teilweise unrealistische soziale Normen z.B. aus sozialen Medien ableiten, an denen sie sich dann orientieren. Da soziale Medien oft eine zum Positiven hin verzerrte Realität präsentieren (z.B. aufgrund von „Highlight Reels“ sozial lohnender Momente aus dem Leben anderer), kann die (exzessive) *passive* Nutzung sozialer Medien, d.h. Scrollen durch den eigenen Feed, ohne mit anderen Nutzern zu interagieren, dysfunktionale soziale Kognitionen entstehen lassen, verstärken und aufrechterhalten und dadurch Einsamkeitserleben fördern.

Kultursensitivität

Gerade auch der Umstand, dass in verschiedenen Kulturen die Ursachen für Einsamkeit aufgrund spezifischer Normen unterschiedlich sein können, kann im individuellen Fall eine wichtige Rolle spielen. Deshalb sollte in Bezug auf eine kultursensitive Psychotherapie der kulturelle Hintergrund einer Person und damit zusammenhängende Normen und Bräuche in Bezug auf soziale Beziehungen im therapeutischen Kontext mitberücksichtigt werden (von Lersner & Kizilhan, 2017).

5.4 Dysfunktionale Gedanken und Schemata

Überdauernde Einsamkeit wird dem Modell von Käll, Shafran et al. (2020) zufolge durch dysfunktionale Gedanken aufrechterhalten, die von Schemata (über das Selbst, andere oder Beziehungen) mitbestimmt sind. Die Schemata einer Person hängen eng mit früheren Beziehungserfahrungen zusammen. Aus den biografischen Erfahrungen, die die Person mit anderen insbesondere engen Bezugspersonen aber auch mit *peers* im Hinblick auf ihre zentralen Beziehungsmotive macht, bilden sich entsprechende funktionale Schemata (z.B. „Ich bin o.k.“ oder „In Beziehungen wird man wertgeschätzt“) oder dysfunktionale Schemata (z.B. „Ich bin abstoßend“ oder „Ich bin nicht liebenswert“) heraus.

Selbst- und Beziehungsschemata

Selbstschemata sind Schemata, die Aussagen über die eigene Person enthalten. *Beziehungsschemata* sind Schemata, die Aussagen über interpersonale Beziehungen machen bzw. Aussagen darüber, welchen Wert oder welche Bedeutung Aspekte der Person in Beziehungen haben, oder darüber, was man in Beziehungen zu erwarten hat. Die Inhalte von Selbst- und Beziehungsschemata können auch eng miteinander verbunden sein: Wenn das Selbstschema aussagt „Ich bin nicht wichtig“, dann enthält das Beziehungsschema möglicherweise Annahmen darüber, welche Folgen dies für Beziehungen hat (z. B. „In Beziehungen wird man nicht ernst genommen“ oder „In Beziehungen wird man nicht wertgeschätzt“). Aus diesen dysfunktionalen Schemata können automatische dysfunktionale Gedanken entspringen, die in spezifischen Situationen getriggert werden und zur Aufrechterhaltung von Einsamkeit beitragen. Ein Beispiel eines solchen Teufelskreises, in dem das Zusammenspiel von Gedanken, Gefühlen und Verhalten sowie daraus resultierende kurz- und langfristige Konsequenzen veranschaulicht werden, ist in Abbildung 9 dargestellt.

Bei Personen, die unter überdauernder Einsamkeit leiden, empfehlen wir auch zu explorieren, was die Annahmen einer Person über die Ursachen ihrer Einsamkeit sind. Denn häufig herrschen hier irrationale und dysfunktionale Überzeugungen vor, die automatischen negativen Gedanken zugrunde lie-

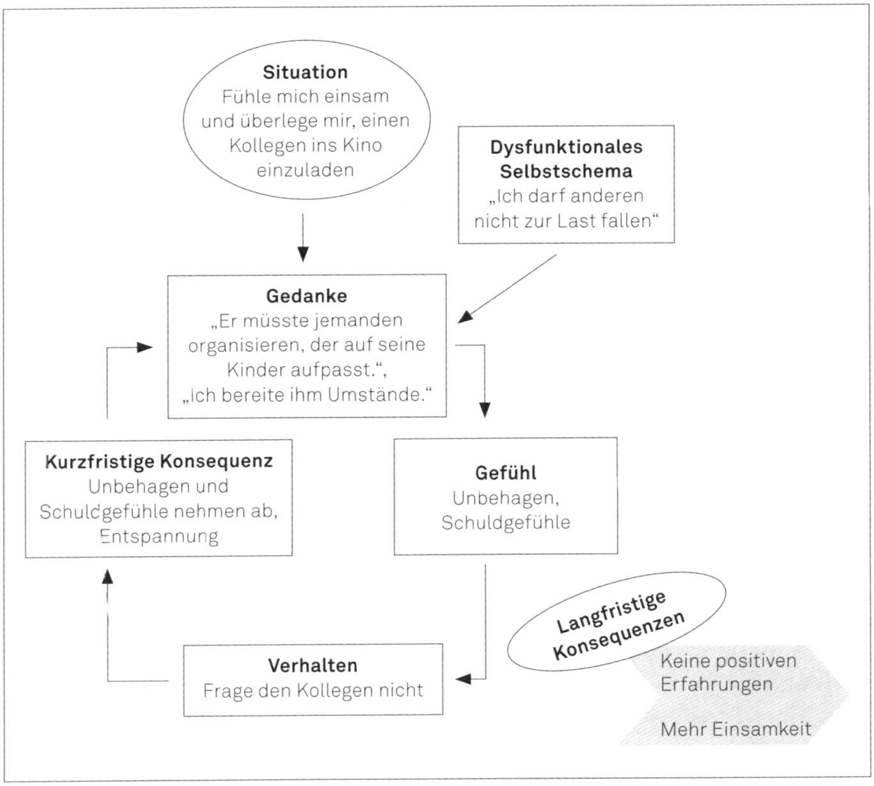

Abbildung 9: Beispiel eines Teufelskreises der Einsamkeit

gen und die es zu bearbeiten gilt. Die Aussage „Ich bin einsam, weil ich alt bin" würde z. B. eine interne, stabile Zuschreibung darstellen. Diese Attribution führt dazu, dass die betroffene Person das Gefühl hat, dass sie wenig Kontrolle oder nicht die Möglichkeit hat, ihre Einsamkeit zu ändern, und könnte die Einsamkeit aufrechterhalten. Eine alternative Ursachenzuschreibung wäre: „Ich bin einsam, weil ich mich aufgrund meines Alters gerade entschieden habe, in eine neue Gegend zu ziehen und noch wenig Zeit hatte, mit anderen Menschen wirkliche Beziehungen aufzubauen." Dies stellt eine externe, veränderbare Situation dar, welche die Einsamkeit kontrollier- und bewältigbar macht (vgl. nachfolgenden Beispieldialog).

Beispieldialog

Th.: Was denken Sie, ist die Ursache für Ihre (überdauernde) Einsamkeit?

Frau P.: Das habe ich mir auch schon überlegt und ich denke, dass es ist, weil ich alt bin.

Th.: Kennen Sie denn andere Personen, die ähnlich alt sind wie Sie?

Frau P.: Kennen wäre übertrieben, aber jemand, der in meiner Straße wohnt, ist wohl ungefähr ähnlich alt wie ich.

Th.: Obwohl es natürlich schwierig ist, das von außen zu beurteilen: Haben Sie den Eindruck, dass diese Person einsam ist?

Frau P.: Nein, ich glaube nicht, dass er sich einsam fühlt. Er scheint immer wieder mal Besuch von anderen Menschen zu haben und macht sich auch mal chic, um aus dem Haus zu gehen.

Th.: Ah, das heißt, es gibt vielleicht auch andere ältere Menschen, die nicht einsam sind?

Frau P.: Scheint der Fall zu sein.

Th.: Ah, das könnte also bedeuten, dass höheres Alter nicht unbedingt mit „einsam" gleichzusetzen ist?

Frau P.: Wahrscheinlich nicht in allen Fällen, nein, vielleicht liegt es auch daran, dass ich nie jemanden zu mir einlade.

Th.: Interessant. Dann könnte es also andere Gründe geben, die mit Ihrem Gefühl, einsam zu sein, zusammenhängen? Dann lassen Sie uns doch mal schauen, welches diese anderen Faktoren sein könnten. Wäre das für Sie in Ordnung?

Beispiele für dysfunktionale Überzeugungen

Andere typische dysfunktionale Überzeugungen können z. B. sein:

- Alle Männer (oder Frauen) sind unehrlich und man kann ihnen nicht trauen.
- In einer Partnerschaft wird man zwangsläufig hintergangen und verletzt.
- Es ist nicht ratsam, seine Schwäche zu zeigen, denn dann wird man nur ausgenutzt.
- Ich muss anderen gefallen, um mich selbst gut zu fühlen.

- Wenn ich allein Zeit verbringe und dies gerne tue, bin ich abnormal.
- Wenn ich andere Interessen als andere habe, passe ich nicht in die Gesellschaft.

In Bezug auf Einsamkeit spielt auch das „Anderssein“ eine wichtige Rolle, wobei das Anderssein in der Regel negativ konnotiert und mit dem eignen Selbstwert verbunden ist. Hier spielt die Selbstdefinition einer Person eine Rolle, d.h. durch welche Eigenschaften sie sich definiert und welchen Wert sie diesen Eigenschaften und damit ihrer Person zuschreibt. Verschiedene sozialpsychologische Theorien legen einen Zusammenhang zwischen Selbstwert und der wahrgenommenen Qualität von sozialen Beziehungen nahe.

Selbstwert und soziale Beziehungen

Einige Theorien gehen davon aus, dass die wahrgenommene Qualität der sozialen Beziehungen eines Menschen dessen Selbstwertgefühl beeinflusst. Die Interpersonelle Theorie und die Soziometertheorie postulieren, dass das Selbstwertgefühl durch die Einschätzung eines Individuums, wie es von anderen wahrgenommen wird, geprägt wird. Die Terror-Management-Theorie hingegen betrachtet das Selbstwertgefühl als Mittel zur Linderung von Ängsten, die durch das Bewusstsein der eigenen Sterblichkeit hervorgerufen werden, wobei soziale Beziehungen Stress und Ängste lindern können. Eine alternative Sichtweise geht davon aus, dass ein höherer Selbstwert förderlich sein kann, um bessere soziale Beziehungen herzustellen. In einer kürzlich veröffentlichten Metastudie zeigte sich, dass die Beziehungen zwischen Selbstwert und der wahrgenommenen Qualität von sozialen Beziehungen über die Zeit in einem wechselseitigen Zusammenhang miteinander stehen. Daraus lässt sich ableiten, dass ein niedriger Selbstwert in Zusammenhang mit einem negativen Selbstschema ein wichtiger Behandlungsfokus sein kann, wenn es darum geht, überdauernde Gefühle von Einsamkeit zu lindern.

5.4.1 Frühe Beziehungserfahrungen

Frühe Beziehungserfahrungen prägen die Beziehungs- und Selbstschemata einer Person und haben einen Einfluss darauf, wie Menschen zukünftige Beziehungen gestalten und erleben und was sie von ihnen erwarten. Sie beeinflussen somit, wie wir uns anderen Menschen nähern und mit ihnen interagieren, wie wir Kontakte aufrechterhalten, und ob wir unbefriedigende Beziehungen beenden oder reduzieren können. Sie sind somit mitbestimmend dafür, welche Qualität wir von einer Beziehung erwarten, und auch, wie viele Beziehungen wir als nötig erachten. Aufgrund dessen kann es bei der therapeutischen Arbeit mit Einsamkeit wichtig sein, zu explorieren, welche Erfahrungen einsame Personen in früheren Beziehungen gemacht haben und welche mehr oder weniger bewussten „Glaubenssätze“ daraus abgeleitet wurden. Eine Methode, um mehr über Beziehungserfahrungen und ihre

Auswirkungen auf aktuelles Gestalten von Beziehungen in Erfahrung zu bringen, ist die sogenannte Liste prägender Bezugspersonen, wie sie in der Cognitive Behavioral Analysis System of Psychotherapy (CBASP) (Brakemeier, Schramm & Hautzinger, 2012) eingesetzt wird.

Liste prägender Bezugspersonen

Patient:innen sollen dabei eine Liste zentraler früher Bezugspersonen (2 bis 4 Personen) erstellen, die einen maßgeblichen Einfluss auf ihr Leben genommen und sie geprägt haben. In der Regel beinhaltet die Liste die primären Bezugspersonen. Therapeut:innen gehen diese Liste durch und stellen dazu Fragen wie z. B.:

- „Erzählen Sie mir, in welcher Weise diese Person Sie beeinflusst und dazu beigetragen hat, dass Sie die Person sind, die Sie heute sind?"
- „In welcher Weise hat diese Person ihren Stempel auf Ihnen hinterlassen?".

Abwesenheit positiver Erfahrungen erfragen

Bei der Exploration früher Erfahrungen ist insbesondere darauf zu achten, dass auch die *Abwesenheit positiver Erfahrungen* (z. B. keine Umarmungen) explizit erfragt wird, da diese oft weniger gut spontan erinnert werden als negative Erfahrungen. Die Informationen über den Einfluss der verschiedenen Bezugspersonen auf Patient:innen können einer von vier für Beziehungen bedeutsamen Kategorien zugeordnet werden: Nähe/Intimität, Fehler/Versagen, emotionale Bedürftigkeit und negativer Affekt; und werden in der Regel in Wenn-Dann-Sätzen festgehalten. Im Folgenden wird je ein Beispiel für die vier Kategorien und mögliche Konsequenzen auf das aktuelle Verhalten aufgeführt:

- Wenn ich einen Fehler begehe, dann werde ich verlassen. *(Fehler)*
  → Deswegen versuche ich möglichst wenig zu sagen und mich nur von meiner besten Seite zu zeigen.
- Wenn ich Nähe brauche, dann muss ich dafür etwas Außerordentliches leisten. *(Nähe)*
  → Da ich aktuell nicht in der Lage bin, etwas Außerordentliches zu leisten, darf ich keine Nähe erwarten.
- Wenn ich meine Bedürfnisse äußere, dann werde ich für mein Gegenüber zur Belastung. *(emotionale Bedürftigkeit)*
  → Deswegen behalte ich meine Bedürfnisse für mich und passe mich *immer* an die Bedürfnisse des Gegenübers an.
- Wenn ich zeige, dass es mir nicht gut geht, dann wenden sich andere von mir ab. *(negativer Affekt)*
  → Deswegen unterdrücke ich meine wahren Gefühle und lächle alles weg.

Solche konditionalen dysfunktionalen Annahmen können Ausdruck eines motivationalen Konfliktschemas sein (vgl. Kapitel 5.4.4). Sie können verhaltensbestimmend und dafür verantwortlich sein, dass eine Person sich nicht so zeigt, wie sie ist oder gerne wäre und dadurch nicht die (korrektive) Erfahrung machen kann, dass sie als Mensch wertgeschätzt wird. Solche Annahmen können so auch dafür verantwortlich sein, dass eigentlich vorhandene soziale Kompetenzen nicht gezeigt werden.

5.4.2 Kognitive Umstrukturierung

Dysfunktionalen Gedanken, wie beispielsweise im vorangegangenen Kapitel beschrieben, können im therapeutischen Gespräch hinterfragt oder mithilfe von Verhaltensexperimenten auf ihren Wahrheitsgehalt hin überprüft werden (Hautzinger & Pössel, 2017).

Verhaltensexperimente

An dieser Stelle soll vor allem auf Verhaltensexperimente eingegangen werden. Verhaltensexperimente sind in der kognitiven Verhaltenstherapie (KVT) eine bekannte und bewährte Methode, um den Wahrheitsgehalt negativer automatischer Gedanken zu überprüfen, die aus irrationalen Annahmen über uns selbst und unsere Außenwelt resultieren. Ein Verhaltensexperiment kann Detektivarbeit ähneln, wobei die Angemessenheit der Hypothesen über sich selbst und andere untersucht wird, indem Informationen gesammelt werden, die *für* oder *gegen* vorliegende Annahmen sprechen. In der Behandlung mit einsamen Personen können verschiedenste Verhaltensexperimente geplant werden, um zentrale dysfunktionale Gedanken insbesondere in Bezug auf Annahmen über sich selbst, andere Personen und Beziehungen zu überprüfen. Für die Durchführung von Verhaltensexperimenten bieten sich soziale Situationen gut an (z. B. in der Mittagspause etwas von sich preisgeben, wenn andere zugegen sind; eine ehemalige Kollegin, die man aus den Augen verloren hat, anrufen). Eine Anleitung für den Ablauf eines Verhaltensexperimentes ist im nachfolgenden Kasten dargestellt.

Anleitung für Verhaltensexperimente (inkl. Beispiel)

1. *Zentralen Gedanken auswählen.* Wählen Sie einen bestimmten Gedanken aus, den Sie überprüfen wollen. Zentrale Gedanken sind meist jene, die die *Wahrnehmung und das Erleben einer Situation* in gewisser Weise beeinflussen. Falls dieser Gedanke nicht wäre, so würden Sie die Situation höchstwahrscheinlich anders erleben. Ebenso gut können Sie sich auf einen *Gedanken* konzentrieren, der Sie *häufig* in Ihrem Verhalten *einschränkt*. Damit der Gedanke gut für das Experiment verwendet werden kann, ist es wichtig, ihn so genau wie möglich zu formulieren und festzuhalten. Bitte formulieren Sie Ihren Gedanken als eine klare Aussage oder als eine Vorhersage dessen, was eintreten könnte.
   Beispiel: Wenn ich mich anderen gegenüber öffne und von meinen Sorgen erzähle, werde ich nicht ernst genommen.

2. *Glaubwürdigkeit des Gedankens einschätzen.* Beurteilen Sie auf einer Skala von 0 bis 100, wie glaubwürdig der Gedanke für Sie ist (0 = Sie glauben überhaupt nicht an diesen Gedanken; 100 = Die Idee ist völlig richtig und es bestehen keine Zweifel, dass die Vorhersagen und Befürchtungen eintreten werden).
   Beispiel: Glaubwürdigkeit des Gedankens: ca. 80.
3. *Experiment planen.* Entwerfen Sie ein „Experiment", um die Korrektheit des Gedankens zu überprüfen. (Suchen Sie z.B. eine bestimmte Situation aus, planen Sie ein bestimmtes Verhalten.) Beschreiben Sie das genaue Vorgehen. Wo und wann beabsichtigen Sie, das Experiment umzusetzen?
   Beispiel: Ich werde mich meinem Bruder gegenüber öffnen. Ich werde ihm erzählen, dass es mir oft schwerfällt einzuschlafen, weil mich mein Gedankenkreisen („Ich bin so allein, niemand versteht mich, ich werde wohl nie eine Partnerin finden, alle meine Freunde haben Kinder und ich nicht") wachhält. Ich rufe meinen Bruder am Samstagvormittag um 10 Uhr an.
4. *Vorhersage/Befürchtung festhalten.* Notieren Sie sich genau, *was* Ihre Befürchtungen sind, *was* eintreten könnte und *wie* Sie bemerken, dass das Befürchtete eingetreten ist. Notieren Sie diese Annahmen so genau wie möglich. Wenn Sie ganz genau wissen, was vor sich geht, können Sie besser darauf reagieren und entgegen dem Impuls, den der Gedanke auslöst, handeln.
   Beispiel: Mein Bruder verharmlost das Gesagte und sagt, dass ich nicht so rumheulen soll. Er rät mir, Schlafmittel zu nehmen und so das Problem als erledigt anzusehen. Auch möglich wäre, dass er nicht auf mich eingeht und einfach beginnt, etwas von sich zu erzählen, was nichts mit mir zu tun hat.
5. *Durchführung des Experimentes.*
   Beispiel: Ich habe meinen Bruder wie geplant angerufen.
6. *Festhalten der Ergebnisse.* Notieren Sie sich genau, was passiert ist, nachdem Sie Ihr Experiment durchgeführt haben. Waren Ihre Vorhersagen richtig? Wie haben Sie das bemerkt? Wie haben andere auf Sie reagiert?
   Beispiel: Mein Bruder schwieg zuerst lange, dann meinte er betroffen, dass ihm dies nicht bewusst gewesen sei, dass mein Singledasein für mich ein Problem darstellen würde. Anhand dessen, wie ich mein Leben bisher gelebt und darüber gesprochen habe, habe er gedacht, dass ich meine Freiheiten und das Ausbleiben von Verpflichtungen sehr genieße. Er hat mich gefragt, wie er mich unterstützen könne. Meine Befürchtungen sind nicht eingetroffen. Mein Bruder hat mir zugehört, Fragen zum Gesagten gestellt und keine unnötigen Tipps gegeben. Er war überrascht, betroffen, und auch dankbar, dass ich mich ihm mitgeteilt habe.

7. *Was haben Sie gelernt? Hat sich Ihr Gedanke verändert?* Entsprechen die Ergebnisse Ihren Vorhersagen? Welche Lehren können Sie aus dem Experiment ziehen? Formulieren Sie einen alternativen Gedanken, der das Ergebnis zusammenfasst.
   Beispiel: Ergebnisse entsprechen nicht den Vorhersagen. Zwar besteht ein Risiko, nicht ernstgenommen zu werden, wenn ich mich öffne. Allerdings erhöhe ich so auch die Chance, ernstgenommen zu werden. Zudem habe ich gelernt, dass mein Bruder mich ganz anders wahrgenommen hat, was wahrscheinlich damit zusammenhängt, dass ich nicht ganz ich gewesen bin, mich etwas verstellt und nicht geöffnet habe. Alternativer Gedanke: „Wenn ich mich öffne, erhöhe ich die Wahrscheinlichkeit dafür, ernstgenommen zu werden."
8. *Wie stehen Sie jetzt zu Ihrem Gedanken?* Machen Sie eine neue Schätzung der Glaubwürdigkeit von 0 bis 100. Hat sich Ihre Überzeugung geändert?
   Beispiel: Ich schätze die Glaubwürdigkeit auf 55 ein. Bin noch etwas skeptisch, da es nun beim ersten Mal zwar eine positive Erfahrung war, vielleicht ist es beim nächsten Mal eine negative. Die Überzeugung hat sich ein wenig aufgeweicht; werde sie aber in weiteren Verhaltensexperimenten testen.

Ergebnis aus Verhaltensexperiment bearbeiten

Es ist nicht auszuschließen, dass Patient:innen in Verhaltensexperimenten Erfahrungen machen, die mit ihren Befürchtungen kongruent sind. Hier gilt es in der Regel, Patient:innen zu ermutigen, dasselbe (oder ein ähnliches) Verhaltensexperiment wiederholt durchzuführen. Eine häufige anzutreffende ungünstige Erwartung von Patient:innen, z. B. dass ein „erfolgreicher" Durchgang eines Verhaltensexperimentes dazu führt, dass dysfunktionale Überzeugungen verschwinden, sollte thematisiert werden und Patient:innen dazu ermuntert werden, immer weiter kritisch ihre Überzeugungen „auf Herz und Nieren" zu prüfen.

Nicht Einsamkeit direkt, sondern Gedanken verändern

Einsame Personen können dazu neigen, während und nach einer sozialen Situation mehrdeutige Informationen als negativ umzudeuten und positive Erfahrungen zu entwerten *(post-event processing)*, was negative Gefühle (z. B. Scham oder Angst) entstehen lassen oder verstärken kann. Auch die Tatsache, dass Einsamkeitsgefühle nicht unmittelbar verschwinden, kann dazu führen, dass einsame Personen entmutigt sind und das gewählte Vorgehen als nicht hilfreich beurteilen. Hier ist es wichtig, nochmals explizit auf das Bezug zu nehmen, was vor der Situation als zentrale Befürchtung schriftlich „schwarz auf weiß" festgehalten wurde. Dadurch kann verdeutlicht werden, dass mithilfe von Verhaltensexperimenten nicht die Einsamkeit direkt, sondern vielmehr die Gedanken, die das Einsamkeitserleben mitbestimmen und aufrechterhalten, bearbeitet werden.

5.4.3 Umbewertung von Alleinsein – bewusstes Alleinsein

Eine Unterform der oben beschriebenen Verhaltensexperimente sind Expositionsübungen. Mithilfe von Expositionsübungen sollen dysfunktionale Erwartungen in Bezug auf vermiedene Situationen korrigiert werden. Um die Erwartungen zu revidieren, wird hier die eigene emotionale Reaktion mitberücksichtigt.

Einsamkeitsexposition

Ziel der „Einsamkeitsexposition" ist es, absichtsvoll und gezielt Situationen des Alleinseins herzustellen und dadurch solche Situationen mit der Zeit als weniger bedrohlich zu erleben. Oftmals vermeiden Personen, die sich über längere Zeit einsam fühlen, paradoxerweise, Zeit allein zu verbringen, entwerten allein verbrachte Zeit oder verbringen Zeit in sozialen Beziehungen, die nicht die gewünschte Qualität haben. Einsame Personen lenken sich auch häufig während ihrer allein verbrachten Zeit ab, aus Furcht, dass das Gefühl der Einsamkeit unerträglich ist und sie ihm nicht gewachsen sind. Hier können Patient:innen angeleitet werden, bewusst Zeit allein mit sich selbst zu planen. Patient:innen werden für eine Einsamkeitsexposition aufgefordert, sich allen aufkommenden Gefühlen und Gedanken zu stellen und diese zuzulassen, ohne dabei auf Ablenkung oder anderweitiges Sicherheitsverhalten (z. B. Musik hören, lesen, fernsehen) zurückzugreifen. Das Vermeiden von Situationen des Alleinseins, z. B. indem gewohnheitsmäßig Gesellschaft aufgesucht wird oder auch „Pseudokontakte" mit losen Internetbekanntschaften gepflegt werden, kann auch als Vermeidungsverhalten angesehen werden. Die Einsamkeitsexposition eignet sich besonders dann, wenn Alleinsein für Patient:innen mit Angst assoziiert ist.

Verändertes Verhältnis zum Alleinsein

Ähnlich wie bei der Angstexposition (vgl. z. B. Teismann & Margraf, 2018) wird hier auch angenommen, dass sich ein Habituationsprozess einstellen wird und Patient:innen so die Erfahrung ermöglicht wird, bedrohliche Gedanken und Gefühle aushalten zu können und zu erleben, wie diese mit der Zeit schwächer werden. Patient:innen könnten dadurch ein insgesamt verändertes Verhältnis zum Alleinsein erlangen und Alleinsein würde nicht mehr automatisch mit Gefühlen der Einsamkeit assoziiert. Patient:innen können schrittweise daran herangeführt werden, regelmäßige Momente des Alleinseins herzustellen und diese bewusst als solche zu erleben und zu gestalten, sodass längerfristig gesehen auch positive Aspekte des Alleinseins erlebt werden können. Dazu gehören beispielsweise das Erleben von Autonomie und Unabhängigkeit, ein Gefühl der Selbstkontrolle sowie ein besserer Zugang zu den eigenen Bedürfnissen.

Pro-Contra Liste

Sowohl vor als auch nach einer Einsamkeitsexposition kann es hilfreich und motivierend sein, mit Patient:innen eine Liste mit Vor- und Nachteilen von alleine verbrachter Zeit zu erstellen. Abbildung 10 zeigt ein Beispiel einer Pro-Contra-Liste.

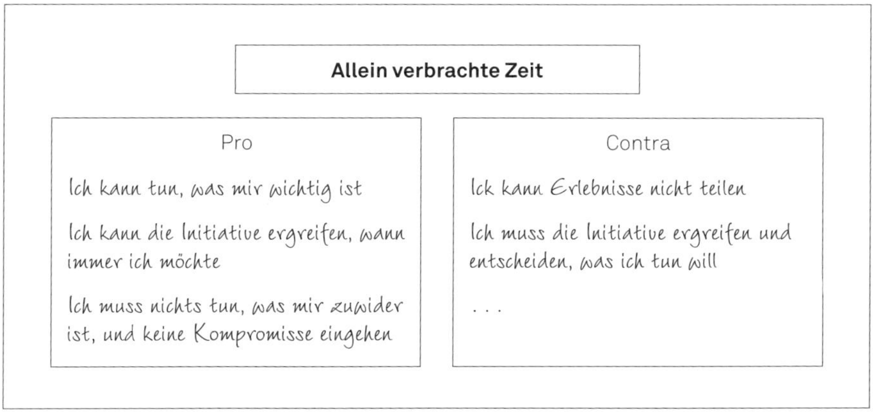

Abbildung 10: Beispiel einer Pro-Contra-Liste

Zusätzlich kann die Einsamkeitsexposition im Nachgang auch durch eine Verhaltensanalyse unterstützt werden, um dysfunktionale Gedanken und Verhaltensweisen zu explorieren. Dies ist besonders dann indiziert, wenn eine durchgeführte Einsamkeitsexposition von der Person als *nicht erfolgreich* bewertet wird.

5.4.4 Aufdecken motivationaler Konflikte

Überdauernde Einsamkeit ist in der Regel auch motivational mitbedingt und kann auch die Folge eines motivationalen Konfliktes sein. Ein möglicher motivationaler Konflikt „Suche Nähe und Verbundenheit" vs. „Vermeide, verletzt zu werden" kann bei Personen – mehr oder weniger bewusst – dazu führen, dass sie in einer aktuellen Situation verharren, da beide Komponenten nicht gleichzeitig befriedigt werden können. Therapeut:innen sollten Patient:innen dabei unterstützen, ihr Erleben und Verhalten in Bezug auf ihre unbewussten und bewussten Ziele und Bedürfnisse besser zu verstehen (Grawe, 1998).

Motivationale Konflikte

Die Annäherungsziele können mit allen Funktionen, die Beziehungen erfüllen können, in Verbindung stehen (vgl. Kapitel 3.2 über die Perspektive der sozialen Bedürfnisse). Die Vermeidungsziele und deren Ausprägung hängen stark mit biografischen Erlebnissen einer Person zusammen (vgl. Kapitel 5.4.1 über frühe Beziehungserfahrungen). Ein Annäherungsziel in Bezug auf Nähe kann beispielsweise mit einem (oder mehreren) der folgenden Vermeidungsziele in Konflikt stehen:

- Vermeide, Schwäche zu zeigen.
- Vermeide potenzielle Konflikte.
- Vermeide Autonomieverlust.

In der Therapie können solche motivationalen Konflikte mittels klärungsorientierter Verfahren exploriert und vertieft werden. Primär geht es darum, dass Patient:innen mehr Bewusstsein für die Determinanten ihres Empfindens und Verhaltens erhalten. Dies kann beispielsweise durch „geleitetes Entdecken“ oder auch Stuhldialoge geschehen.

Beispieldialog

Th.: In der letzten Sitzung haben Sie mir von ihrer Sehnsucht nach einer Partnerin erzählt, die Sie stark mit Ihrem Einsamkeitsgefühl in Zusammenhang bringen.

Herr P.: Ja, diesen Wunsch habe ich schon sehr lange und er ist mit großem Schmerz verbunden.

Th.: Ich kann gut nachvollziehen, dass das Wahrnehmen dieses unbefriedigten Bedürfnisses sehr schmerzhaft sein kann. Wären Sie bereit, mit mir zusammen anzuschauen, was es für Sie beispielsweise so schwer macht, aktiv zu werden und die Wahrscheinlichkeit zu steigern, dass eine neue Beziehung entstehen könnte?

Herr P.: Tja, das ist einfach, mich will einfach niemand ...

Th.: Angenommen Sie würden ihre Traumfrau treffen, gäbe es auch Dinge, die für Sie schwierig wären?

Herr P.: Hm, lassen Sie mich überlegen ... Ich glaube ... ich müsste ihr früher oder später offenbaren, dass ich seit 20 Jahren niemanden mehr geküsst habe, und das wäre mir ausgesprochen peinlich. Das wäre sehr schwierig für mich ...

Th.: Das kann ich gut nachvollziehen; es fällt Ihnen gerade auch nicht einfach, dies mit mir zu teilen.

Herr P.: Das wusste bis jetzt auch niemand ...

Th.: Danke, dass Sie mir dies anvertrauen ... Denken Sie, dass es Ihnen generell schwerfällt, mit anderen Menschen Dinge von sich zu teilen, die sie als peinlich empfinden?

Herr P.: Ja, das denke ich allerdings ...

Th.: Das heißt, auf der einen Seite möchten Sie Intimität und Nähe mit einer anderen Person erleben und auf der anderen Seite fällt es Ihnen sehr schwer, Dinge von sich preiszugeben, für die Sie sich sehr schämen.

Herr P.: Hm, das ist genau so.

Th.: Mmh, das hört sich nach einer verzwickten Situation an, von der ich mir sehr gut vorstellen kann, dass sie für Sie ausweglos erscheint.

Herr P.: Ja, das macht mich auf der einen Seite hilflos. Auf der anderen Seite merke ich, dass ich das bisher noch nie so gesehen habe, dass diese beiden Dinge sich irgendwie widersprechen.

Th.: Dann lassen Sie uns doch mal gemeinsam schauen, wie Sie mit diesem inneren Konflikt umgehen können.

Beim Vorliegen eines motivationalen Konfliktes ist grundsätzlich das Ziel in der therapeutischen Arbeit, diesen Konflikt bewusst zu machen und die Annäherungskomponente (Wenn-Komponente) zu stärken und die Vermeidungskomponente (Dann-Komponente) zu schwächen, d. h. weniger bedrohlich zu machen. Nur so können neue – im besten Fall korrektive – Erfahrungen im Sinne der Annäherungskomponente ermöglicht werden.

Annäherung stärken, Vermeidung schwächen

5.5 Emotionale Reaktion und deren Regulation

Negative Bewertung des Selbst oder anderer sowie kontraproduktives Verhalten können mit einer (intensiven) emotionalen Reaktion einhergehen. Diese kann sich in unterschiedlicher Form zeigen, wie z. B. Angst, Scham oder in Gefühlen wie „Leere". Deshalb kann ein wichtiger Anknüpfungspunkt darin bestehen, Patient:innen im Umgang mit als schwierig erlebten Emotionen zu unterstützen.

Dysfunktionale Emotionsregulation: Grübeln, Beschuldigung, Unterdrückung

Verschiedene Ergebnisse legen nahe, dass bei überdauernden Einsamkeitsgefühlen eine dysfunktionale Emotionsregulation vorliegt. Insbesondere intensives Grübeln, Selbst- und Fremdbeschuldigung und expressive Unterdrückung *(expressive suppression)*, also der Versuch, emotionsbezogenes Verhalten wie Gesichtsausdrücke, die etwas über den emotionalen Zustand Preis geben, zu verbergen oder zu hemmen, wurden bei einsamen Personen in erhöhtem Ausmaß gefunden. Deswegen können Interventionen zu einer adaptiveren Emotionsregulation, z. B. durch die achtsame Wahrnehmung von Gefühlen und Gedanken, einen wichtigen Fokus darstellen.

5.5.1 Achtsamkeit

Intensive Gefühle von Einsamkeit können mit sekundären Gefühlen wie Scham-, Angst- oder Schuldgefühle einhergehen, die ebenfalls als sehr aversiv und negativ erlebt werden. Solchen sekundären Gefühlen liegen häufig auch dysfunktionale Gedanken (z. B. „In Gesellschaft anderer darf ich mich nicht einsam fühlen") zugrunde, die zu Scham führen können und die durch Einsamkeit getriggert werden.

Unterbrechen der Reaktionskette

Das achtsame Wahrnehmen der Einsamkeitsgefühle, der ausgelösten Gedanken, der darauffolgenden sekundären Gefühle und der daraus folgenden Verhaltensreaktion kann helfen, diese Reaktionsketten zu unterbrechen und eine Pause zwischen Reiz und Reaktion zu setzen. Zudem kann dadurch ein besserer Zugang dazu gewonnen werden, was jemand in einem spezifischen Moment braucht.

Wenn sich Patient:innen sehr einsam fühlen, kann ein Impuls sein, sich zurückzuziehen (z. B., weil die Abwesenheit eines Gegenübers die Diskrepanz weniger groß erscheinen lässt, oder als Reaktion auf Schamgefühle) oder gerade das Gegenteil zu tun und sich um (verzweifelte) Kontaktaufnahme zu anderen zu bemühen. Je nach Situationen kann die eine oder die andere Reaktion angemessen sein. Einen automatisierten Prozess zu verlangsamen und bewusst wahrzunehmen, ist hilfreich dabei, sich in die Richtung zu verhalten, in die man längerfristiger gehen möchte.

Hilfreiche Interventionen zur Förderung adaptiver Emotionsregulation können achtsamkeitsbasierte Interventionen darstellen. Achtsamkeit kann genutzt werden, um eigene Gefühle (aber auch Gedanken, Handlungsimpulse und körperliche Empfindungen) achtsam wahrzunehmen, ohne unter Handlungsdruck zu geraten.

Aufmerksamkeit auf aktuellen Moment lenken

Dabei geht es darum, die Aufmerksamkeit bewusst auf den aktuellen Moment zu richten, und diesen wertungsfrei und neugierig wahrzunehmen. Es gibt eine Reihe von Übungen, um Achtsamkeit längerfristig zu fördern (z. B. Atemachtsamkeit oder Body-Scan) und hilfreiche Übungen, um in einem bestimmten Moment das Bewusstsein wieder mehr im Hier und Jetzt zu verankern. Für eine tiefergreifende Auseinandersetzung mit Achtsamkeit und verschiedene Achtsamkeitsübungen wird auf Michalak, Heidenreich und Williams (2022) verwiesen.

5.5.2 (Selbst-)Mitgefühl

Sich getrennt von anderen oder nicht verstanden zu fühlen, sind schmerzhafte Erfahrungen, die Personen, die sich einsam fühlen, häufig machen. Einsamkeit kann mit Gefühlen der Angst, Scham und Schuld einhergehen, die sehr intensiv sein können (vgl. Kapitel 5.5).

Scham und Misstrauen

Manche Menschen schämen sich für ihre Einsamkeitsgefühle, empfinden diese als Schwäche oder fühlen sich unzulänglich, sodass sie sich anderen gar nicht zumuten möchten. Vielen Menschen fällt es ebenso schwer, die Fürsorge (oder das Mitgefühl) anderer anzunehmen, sie misstrauen ihr oder machen sich gänzlich abhängig von ihr. Oder aber sie verfügen nicht über nahestehende Personen, von denen Fürsorge empfangen werden kann. Eine Person, die immer Mitgefühl geben kann, ist die betroffene Person selbst. Für viele einsame Personen kann es hilfreich sein, einen mitfühlenderen Umgang mit sich selbst zu finden. Die Kultivierung von Selbstmitgefühl wurde schon verschiedentlich als hilfreiche Emotionsregulationsstrategie beschrieben. Wir möchten an dieser Stelle eine Intervention vorstellen, die helfen kann, das Mitgefühl einsamer Personen sich selbst gegenüber zu kultivieren.

Instruktion für „Atemraum mit Mitgefühl" (adapt. nach van den Brink & Koster, 2015)

1. *Bewusst anwesend sein mit offener, freundlicher Aufmerksamkeit.* Nehmen Sie eine bequeme Haltung ein. Sie können die Übung sitzend, stehend oder liegend ausführen. Öffnen Sie sich für den gegenwärtigen Augenblick und richten Sie Ihre Aufmerksamkeit auf die Erfahrung dieses Moments. Beobachten Sie, welche Gedanken, Gefühle oder körperlichen Wahrnehmungen in Ihnen präsent sind. Nehmen Sie wahr und benennen Sie, was sich ereignet, ohne etwas als Störung ausschließen zu wollen. Spüren und erkennen Sie, was auch immer in diesem Moment auftaucht.
2. *Die ganze Aufmerksamkeit auf den Atem richten.* Richten Sie Ihre ganze Aufmerksamkeit auf den Atem und verfolgen Sie mit entspannter Achtsamkeit jeden Atemzug in einer zugewandten, freundlichen Haltung. Lassen Sie es geschehen, dass Ihr Atemrhythmus ruhiger wird. Sie können dabei:
   - die Atemfrequenz bewusst ein wenig verringern, sanft und ohne etwas zu erzwingen, wenn die Atmung schnell und flach ist,
   - die Körperhaltung und Mimik entspannen, sodass diese einen ruhigen Atemrhythmus unterstützen,
   - den Atem bis in Ihren Bauchraum verfolgen und diesen weich werden lassen,
   - bewusst durch Ihre Herzregion atmen und dabei Gefühle von Raum, Leichtigkeit und Wärme zulassen, vielleicht dadurch unterstützt, dass Sie eine Hand auf das Herz legen,
   - eine Vorstellung aufkommen lassen, die Ihnen hilft, in einen ruhigen Atemrhythmus zu finden, wie z. B. einen sicheren Ort, eine beruhigende Farbe, beruhigende Musik oder einen beruhigenden anderen Menschen.
3. *Die Aufmerksamkeit um Mitgefühl erweitern.* Werden Sie sich nun des Körpers als Ganzes bewusst, des atmenden Körpers, wie er hier sitzt, steht oder liegt. Experimentieren Sie damit, sich etwas Freundliches, Mildes oder Unterstützendes zu wünschen, z. B. „Möge ich ... sicher sein/frei sein von Kummer/glücklich sein/entspannt/klar und gelassen/in Frieden sein". Wählen Sie, was für Sie stimmig ist. Verwenden Sie Ihre eigenen Worte und lassen Sie diese sanft aufsteigen. Sie können sie im Atemrhythmus mitströmen lassen. Bei jedem Einatmen können Sie z. B. die erste Hälfte des Wunsches mitströmen lassen und mit jedem Ausatmen die zweite Hälfte des Wunsches, z. B. „Möge ich ..." beim Einatmen und „... in Frieden sein" beim Ausatmen, oder „Möge ich ..." beim Einatmen und „... Mut finden" beim Ausatmen. Wie Sie sich auch dabei fühlen, es ist immer in Ordnung. Lassen Sie diesen freundlichen Wunsch für sich selbst sachte und entspannt durch sich hindurchfließen, im

Rhythmus des Atems oder unabhängig davon, wenn es angenehmer ist. Sie können diese fürsorgliche Aufmerksamkeit und diese wohlwollenden Absichten anschließend vielleicht in Ihren Tag mitnehmen oder sie sich später wieder in Erinnerung rufen.

Enttäuschungen, Abwertungen, Ungerechtigkeiten und weitere negative Erfahrungen im Laufe des Lebens können dazu beitragen, dass Menschen anderen Personen misstrauischer begegnen und ihnen mehr negative Eigenschaften zuschreiben. Dies ist nachvollziehbar, da sie sich vor weiteren Verletzungen schützen wollen. Durch das Üben von Mitgefühl kann einsamen Personen bewusster werden, dass andere Menschen ebenfalls versuchen, ihr Leben zu bestreiten, und dabei in der Regel Fehler begehen oder leiden. Studien haben gezeigt, dass Liebevolle-Güte-Meditation (LGM; auch *Metta-* oder *Loving-Kindness-Meditation*) Gefühle sozialer Verbundenheit steigern können (z. B. Hutcherson, Seppala & Gross, 2008), und dass Mitgefühl sich selbst und anderen gegenüber und eine Steigerung davon Einsamkeit über fünf Jahre hinweg vorherzusagen vermag (Lee et al., 2021).

Liebevolle-Güte-Meditation (LGM)

Während der LGM durchläuft die Person typischerweise eine Reihe von Stufen, die sich im Fokus unterscheiden, wobei sie der Person im Fokus Wünsche und wohlwollende Gedanken ausspricht (ähnlich den Wünschen in der Übung „Atemraum mit Mitgefühl", vgl. Kasten). Die verschiedenen Stufen sind die folgenden: (1) Fokus auf sich selbst; (2) Fokus auf ein Lebewesen, welches ausschließlich mit positiven Gefühlen assoziiert ist; (3) Fokus auf eine neutrale Person (d. h. eine Person, die typischerweise weder besonders positive noch negative Gefühle hervorruft, der man aber im Alltag häufig begegnet); (4) Konzentration auf eine „schwierige" Person (d. h. eine Person, die typischerweise mit negativen Gefühlen verbunden ist); (5) Konzentration auf sich selbst und diese drei Personen zusammen (wobei die Aufmerksamkeit zu gleichen Teilen auf sie verteilt wird); und schließlich (6) Konzentration auf alle Lebewesen. Für gewisse einsame Personen kann es aus Erfahrung schwer sein, sich selbst zuerst in den Fokus der guten Wünsche zu stellen. Hier kann es sich anbieten, zuerst mit dem Fokus auf eine gute Freundin bzw. einen guten Freund zu starten und ihn erst danach auf die eigene Person zu richten. Einen Überblick über mitgefühlsorientierte Interventionen findet sich bei Diedrich (2016).

Backdraft

Sich selbst mitfühlend zu begegnen, kann für viele einsame Personen eine komplett neue Erfahrung sein und zu einem Phänomen führen, welches von Germer (2009) als „Backdraft" bezeichnet wird. Backdraft ist eine Metapher für ein Phänomen, das beim Sich-Öffnen für Selbstmitgefühl und für eine freundliche Beziehung zu sich selbst häufig auftreten kann. „Backdraft" heißt das Phänomen, da es einem Feuer gleicht, dem der Sauerstoff entzogen wurde, und welches explodiert, wenn auf einmal wieder Frischluft durch eine offene Tür zugeführt wird. Backdraft ist in dem Moment spürbar, in dem eine neue Beziehungsqualität zu sich selbst oder anderen eine „innere Tür" öffnet. Es ist ein vorübergehendes Erleben eines alten gespeicherten Schmerzes aufgrund leidvoller „Nicht-Erfahrungen" von Mitgefühl von anderen oder sich selbst. Es hat sich als hilfreich herausgestellt, Patient:innen auf dieses Phänomen und, dass der Schmerz zu Beginn zunehmen kann, hinzuweisen, wenn sie mit Selbstmitgefühlsübungen beginnen, und sie gleichzeitig zu ermutigen, die Übungen wohldosiert fortzuführen. In solchen Momenten kann es hilfreich sein, dass sich Patient:innen selbst fragen, was sie in diesem Moment brauchen und was ihnen guttun würde.

5.5.3 Akzeptanz von Einsamkeitsgefühlen

Einsamkeitsgefühle können sehr intensiv, aversiv und schmerzhaft sein. Dennoch ist es wichtig, dass sie angenommen und validiert werden können, um sich ihrem Signalcharakter bewusst zu werden (vgl. hierzu die Ausführungen über die Evolutionäre Theorie der Einsamkeit in Kapitel 3.4). Die im Kasten dargestellte Technik kann helfen, mit intensiven unangenehmen oder negativen Gefühlen umzugehen, ohne ihnen durch nicht hilfreiches Verhalten (z. B. Vermeidung von Situationen) auszuweichen und sie zu vermeiden. Bei der Methode geht es darum, das Gefühl der Einsamkeit zu benennen und zu akzeptieren, ohne es dabei zu bewerten.

Akzeptanz von Einsamkeitsgefühlen

Einsamkeit benennen, akzeptieren, ohne Bewertung

1. *Benennen Sie das Gefühl, ohne es zu bewerten.*
   Beispiel: Ich fühle mich einsam.
   → *Wenn Sie den Grund für Ihr momentanes Einsamkeitsgefühl kennen, benennen Sie ihn.*
   Beispiel: Ich fühle mich einsam, weil ich einen schönen Moment erleben und ihn gerne mit einem Partner teilen möchte.
2. *Akzeptieren Sie das Gefühl.*
   Beispiel: Ich fühle mich einsam, weil ich diesen Moment mit jemandem teilen möchte, dies aber nicht kann und das ist o.k.
3. *Wiederholen Sie den Satz in Gedanken mehrmals.* Weichen Sie dem Gefühl nicht durch Verhalten aus, z. B. indem Sie sich ablenken.
4. *Atmen Sie gleichmäßig und tief in den Bauch ein.* Zur Unterstützung können Sie sich die Hand auf den Bauch legen und spüren, wie sich Ihr Bauch hebt und senkt.
5. *Beobachten Sie, ob und wie sich die Intensität des Gefühls verändert.*

Es ist nicht in allen Lebenssituationen möglich, bestehende Kontakte unmittelbar zu verbessern oder neue Kontakte aufzubauen und beides braucht Zeit.

Es ist deshalb wichtig, aktuelle Gefühle von Einsamkeit akzeptieren zu können. Sollte dies nicht möglich sein, kann es wichtig sein, sich diesbezüglich mit Selbstmitgefühl zu begegnen und sich auch hier Zeit und Geduld erlauben zu können.

5.6 Abbau von „kontraproduktivem" sozialen Verhalten

Das Vermeiden sozialer Situationen sowie passives und abwartendes Verhalten in sozialen Situationen sind Verhaltensweisen, die bei einsamen Personen immer wieder gefunden werden und dazu beitragen können, dass soziale Interaktionen nicht stattfinden oder nicht als befriedigend empfunden werden. Das Fernbleiben von sozialen Situationen trägt zudem dazu bei, dass *keine* korrektiven Erfahrungen in Bezug auf allfällige dysfunktionale Schemata gemacht werden können. Die folgenden Überlegungen und Übungen zielen darauf ab, soziale Aktivitäten aufzubauen und proaktiv aufzusuchen, und „kontraproduktives soziales Verhalten" abzubauen, sodass längerfristig gesehen die Wahrscheinlichkeit für befriedigende und bedeutsame Beziehungen erhöht werden kann.

5.6.1 (Wieder-)Aufbau sozialer Aktivitäten

Bei der Steigerung der sozialen Aktivitäten steht nicht nur der Aufbau sozialer Kontakte im Vordergrund, sondern es geht auch darum, neue soziale Erfahrungen zu machen. Hierfür stehen grundsätzlich drei Optionen zur Verfügung:

a) Vertiefung aktuell vorhandener Kontakte,
b) Auffrischen früherer sozialer Kontakte,
c) Generierung neuer sozialer Kontakte.

Vertiefung aktuell vorhandener Kontakte

Vertiefung vorhandener Kontakte

Um soziale Kontakte zu intensivieren, kann mit Patient:innen exploriert werden, wie häufig mit den Personen aus den verschiedenen Kreisen ihres sozialen Netzes kommuniziert wird und wie häufig sie sich einen Kontakt mit den jeweiligen Personen wünschen würden (vgl. Kapitel 5.3.1). Falls Kontakte in den äußeren Kreisen vorhanden sind, könnte die Möglichkeit erwogen werden, die Kontakthäufigkeit zu diesen zu erhöhen. Dadurch können sich engere Beziehungen entwickeln und die Person aus einem weiter außen liegenden Kreis mittel- bis längerfristig gesehen in einen Kreis rücken, der näher zur Mitte liegt.

Auffrischen früherer sozialer Kontakte

Auffrischen früherer Kontakte

In Zusammenhang mit der Kartierung des aktuellen sozialen Netzes ist es wichtig, auch vergangene – als grundsätzlich positiv erlebte – soziale Kontakte zu explorieren. Hierbei kann es hilfreich sein, sich gemeinsam mit den Patient:innen anzuschauen, zu welchen Personen schon länger kein Kontakt mehr bestanden hat, aber eine Kontaktaufnahme potenziell möglich ist. Dies können z.B. ehemalige Arbeitskolleg:innen oder ehemalige Nachbar:innen sein, etwas weiter entfernte Verwandte oder ehemalige Vereinskolleg:innen. Eine hilfreiche Methode hierfür kann das im Kapitel 5.3.2 beschriebene *Beziehungspanorama* sein.

Aufbau neuer sozialer Kontakte

Aufbau neuer Kontakte

Wie können neue soziale Kontakte aufgebaut werden? Grundsätzlich ist es wichtig, mit den Patient:innen ein Verständnis dafür zu entwickeln, dass wenn sie anderen Personen begegnen und sie mit ihnen proaktiv interagieren, sei es nonverbal oder verbal, die Wahrscheinlichkeit steigt, dass neue Kontakte geknüpft werden können. Hierbei kann mit den Patient:innen exploriert werden, wie sie diese Wahrscheinlichkeit erhöhen können. Möglichkeiten sind z.B.

- Nachbar:innen ansprechen,
- einem Verein bzw. einer Interessengruppe beitreten (Sport, Schach, Garten, usw.),
- eine Weiterbildung besuchen,
- in ein Restaurant bzw. eine Bar gehen,
- Freiwilligenarbeit leisten,
- in Online-Kontaktbörsen aktiv werden,
- in Museen bzw. Ausstellungen gehen,
- mit Arbeitskolleg:innen sprechen,
- Einladungen annehmen,
- Selbsthilfegruppen besuchen.

Von der Lageorientierung zur Handlungsorientierung

Einsame Personen können dazu neigen, in einer Lageorientierung festzustecken. Lageorientierung bezeichnet das Unvermögen einer Person, einen Entscheidungsprozess zu beenden. Dies zeigt sich beispielsweise in der Tendenz zum Grübeln, d.h. die Gedanken kreisen um ein spezielles Problem, ohne dabei zu einer Lösung zu gelangen, und bleiben „am Ort stecken". Hier kann es hilfreich sein, eine handlungsorientiertere Haltung einzunehmen und eine „Problemlösestrategie" einzuführen und mit den Patient:innen durchzugehen.

Lösungsorientierte Vorgehensweise:

1. Was ist das Problem? (Explizites Benennen des Problems)
2. Was möchten Sie erreichen? (Festlegen auf ein konkretes, realistisches Ziel)
3. Verschiedene Lösungsideen entwickeln („Unzensiertes“ Brainstorming)
4. Die Lösungsideen bewerten und eine auswählen (Bewerten z. B. in Bezug auf Umsetzbarkeit, Kontrollierbarkeit)
5. Ausgewählten Lösungsweg umsetzen (Aktiv werden und ausgewählte Lösungsidee realisieren)
6. Bewertung des Lösungswegs (Ist man der Lösung nähergekommen? Wenn ja, weitermachen. Wenn nein, alternativen Lösungsweg probieren)

Dieses Vorgehen kann in Bezug auf alle drei Optionen des (Wieder-)Aufbaus sozialer Kontakte angewandt werden.

Sowohl beim Vertiefen bestehender als auch beim Aufbauen neuer Kontakte ist es häufig sinnvoll, den Verhaltensaufbau werteorientiert zu gestalten. Werteorientierter Verhaltensaufbau (siehe auch Hoyer & Krämer, 2021) wurde ursprünglich zur Behandlung von Depressionen entwickelt, kann aber auch in Bezug auf Einsamkeit und Isolation angewendet werden. Hierbei ist es wichtig, Werte von Zielen zu unterscheiden: Werte beschreiben, *wie* ich mich *verhalten* möchte – Ziele, *was* ich *erreichen* möchte. Ein Beispiel: Zu heiraten ist ein *Ziel*. Freundlich, loyal und ehrlich in einer romantischen Beziehung zu sein, sind *Werte*. Werte können im Moment realisiert werden, Ziele nur in der Zukunft.

Wertkongruentes Verhalten hat Verstärkerqualität

Werte sind frei gewählt und für einen selbst belohnend, denn durch die Festlegung eines Wertes erhält jedes wertkongruente Verhalten an sich positive Verstärkerqualität. Das Bewusstsein in Bezug auf die eigenen Werte unterstützt dabei, auch Verhalten durchzuführen, das kurzfristig mit unangenehmen Gefühlen und Anstrengung verbunden sein kann. Manchmal sind gewisse Ziele schon verbaut (z. B. ab einem gewissen Alter eigene Kinder zu haben). Dennoch muss ein damit zusammenhängender Wert nicht aufgegeben werden. Es muss jedoch überlegt werden, welche anderen Möglichkeiten es gibt, einen bestimmten Wert trotzdem aktiv zu leben. Ein Vorhaben dabei in kleine Schritte einzuteilen, bietet mehrere Vorteile. Das Gefühl der Überforderung kann dadurch abgeschwächt werden. Die Aufteilung in viele Teilschritte bietet zudem eine bessere Einsicht über potenzielle Schwierigkeiten, die auftreten können.

Werte identifizieren

Hier sind einige Fragen, die helfen können, Werte zu identifizieren. Die Werte müssen nicht nur die Beziehungen zu anderen betreffen, sondern können auch auf die Beziehung zu sich selbst abzielen.

- Was für eine bzw. ein *Freund:in* möchte ich sein?
- Was für eine *Verwandte* bzw. ein *Verwandter* (Sohn/Tochter, Vater/Mutter, Schwester/Bruder, usw.) möchte ich sein?
- Was für eine bzw. ein *Partner:in* möchte ich sein?
- Was für eine bzw. ein *Arbeitskolleg:in* möchte ich sein?
- Wie möchte ich *mit mir selbst* umgehen?
- usw.

Wenn die Werte definiert worden sind, können Aktivitäten ausgewählt werden, die in Richtung dieser Werte gehen (vgl. Beispiel in Abbildung 11). Auch hier ist es wichtig, dass die Aktivitäten realistisch geplant werden und umsetzbar sind, damit sie nicht zu Überforderungs- oder zu Minderwertigkeitsgefühlen führen. In diesem Zusammenhang ist es ebenso wichtig, darauf hinzuweisen, dass Werte nicht immer und überall perfekt umgesetzt werden können und müssen, dass sie einem dennoch immer die tendenzielle *Richtung* vorgeben können.

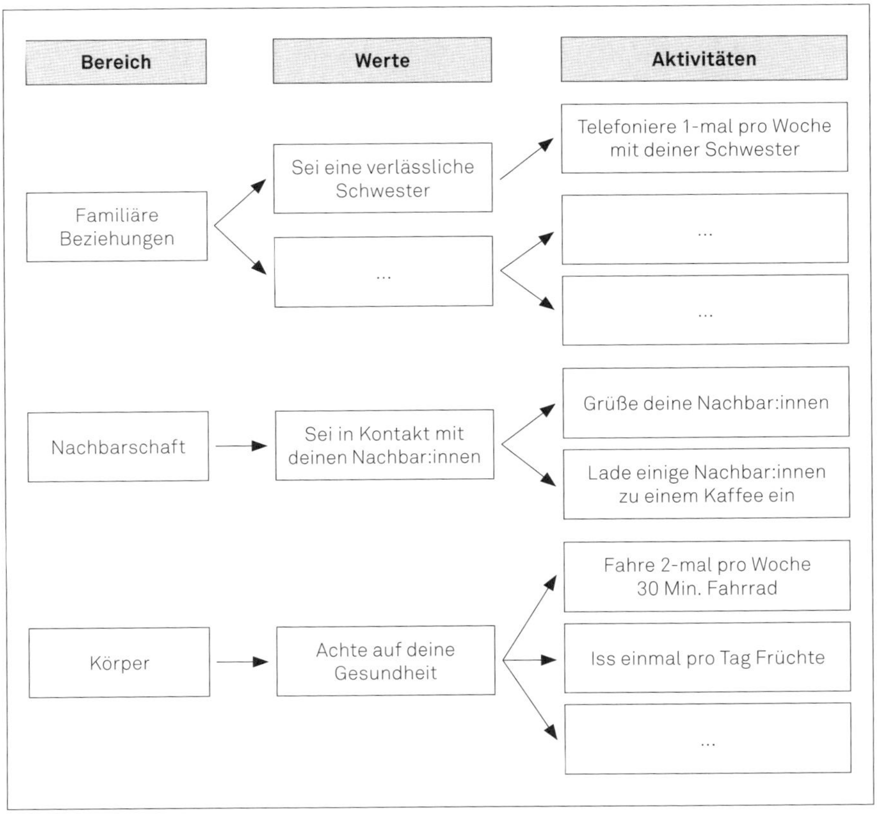

Abbildung 11: Beispiel einer werteorientierten Planung von Aktivitäten

Hindernisse beim Verhaltensaufbau

Im Vorfeld ist es entsprechend wichtig, mit Patient:innen anzuschauen: (1) welche Hindernisse (vor oder während der Ausführung) sich bei einer geplanten Aktivität stellen können, und (2) wie sie mit diesen Hindernissen umgehen können.

Merke: Beziehungen aufzubauen und wachsen zu lassen, braucht Zeit – im doppelten Sinne

In Zusammenhang mit dysfunktionalen Erwartungen ist es immer auch wichtig, darauf hinzuweisen, dass der Aufbau erfüllenderer Beziehungen nicht von heute auf morgen geschehen kann. Entsprechend werden auch Einsamkeitsgefühle nicht innerhalb kurzer Zeit verschwinden. Dies kann für einige Patient:innen ein frustrierender Prozess sein, der ihnen Geduld abverlangt. Hier ist es wichtig, dass wir als behandelnde Personen immer wieder auch die Gefühle der Patient:innen validieren und sie ermutigen „Beziehungssamen" zu setzen und diese zu pflegen. Das Sprichwort, dass „Gras nicht schneller wächst, wenn man daran zieht" kann hier helfen, Verständnis für die Zeit aufzubringen, die es braucht, um Beziehungen aufzubauen.

Ein anderer wichtiger „Zeit-Aspekt" ist auch, sich die Zeit zu nehmen respektive den Freiraum zu schaffen, damit Beziehungen überhaupt entstehen können. Es kann schmerzhaft und entmutigend sein, wenn jemand aktiv wird, um neue Beziehungen zu knüpfen oder zu vertiefen, diese Versuche aber (noch) nicht auf Resonanz stoßen. Deswegen wird gegebenenfalls auch vermieden, zu viel Zeit in dieses „Projekt" zu „investieren". In diesem Zusammenhang ist es wichtig, potenzielle verhaltenshemmende motivationale Konflikte zu explorieren (vgl. Kapitel 5.4.4) oder auch den Umgang mit den negativen Gefühlen, die bei nicht erfolgreichen Versuchen entstehen, zu adressieren (vgl. hierzu Kapitel 5.5.2 und 5.5.3).

5.6.2 Komplementarität interpersonalen Verhaltens

Aufgrund der – häufig selektiven – Erinnerung einsamer Personen an negative soziale Interaktion, verhalten sie sich oft (zu) passiv und senden dadurch – vielleicht ohne es zu wollen – Botschaften an ihr gegenüber. Nach dem Konzept der Komplementarität tendieren Individuen dazu, ihr Verhalten, ihre Gefühle und Gedanken in zwischenmenschlichen Interaktionen gegenseitig zu verstärken. Interaktionen sind demnach dadurch charakterisiert, dass sie gleichzeitig *Ursache* für das Verhalten anderer sind und *Auswirkung* auf das Verhalten anderer haben, indem sie eine komplementäre Reaktion erzeugen. Viele einsame Personen profitieren darum von einer Analyse ihres interpersonalen Verhaltens generell oder anhand spezifischer Situationen. Ein bewährtes Mittel, dieses zu veranschaulichen und ein Verständnis für den Zusammenhang von eigenem Verhalten und dem Verhalten eines Gegenübers zu fördern, bietet der Kiesler-Kreis auf der Grundlage des interpersonalen Circumplex (z. B. Guhn, Köhler & Brakemeier, 2019). Der interpersonale Kreis lässt sich in zwei Dimensionen aufspannen: Die vertikale Achse definiert die *Kontrolldimension*. Sie reicht von dominantem/bestimmtem Verhalten *(Führen)* bis zu submissivem/unterwürfigem Verhalten *(Folgen)*. Die horizontale Achse definiert die *Affiliationsdimension* von freundlichem/nahbarem Verhalten *(Nähe)* bis zu feindseligem/distanziertem Verhalten *(Distanz)*. Alle zwischenmenschlichen Verhaltensweisen lassen sich auf spezifische Weise in diesem zweidimensionalen Raum abbilden (vgl. Abbildung 12).

Kontext bestimmt sozial-kompetentes Verhalten

Keine Ausprägung ist per se problematisch, da es – in Abhängigkeit vom Kontext – sozial kompetent sein kann, sich z. B. feindselig-dominant zu verhalten. Unflexible, rigide und extreme Verhaltensweisen führen jedoch dazu, dass interpersonelle Ziele, z. B. stabile Beziehungen oder das Lösen von Konflikten, unerreicht bleiben und hieraus Unzufriedenheit in Beziehungen oder Insuffizienzgefühle entstehen. Auf der Kontrollachse ist Verhalten reziprok, d. h. dass submissives Verhalten zu dominantem Verhalten einlädt, und umgekehrt. Auf der Affiliationsachse ist das Verhalten korrespondierend, d. h. dass freundliches Verhalten eine freundliche Reaktion und feindseliges (oder

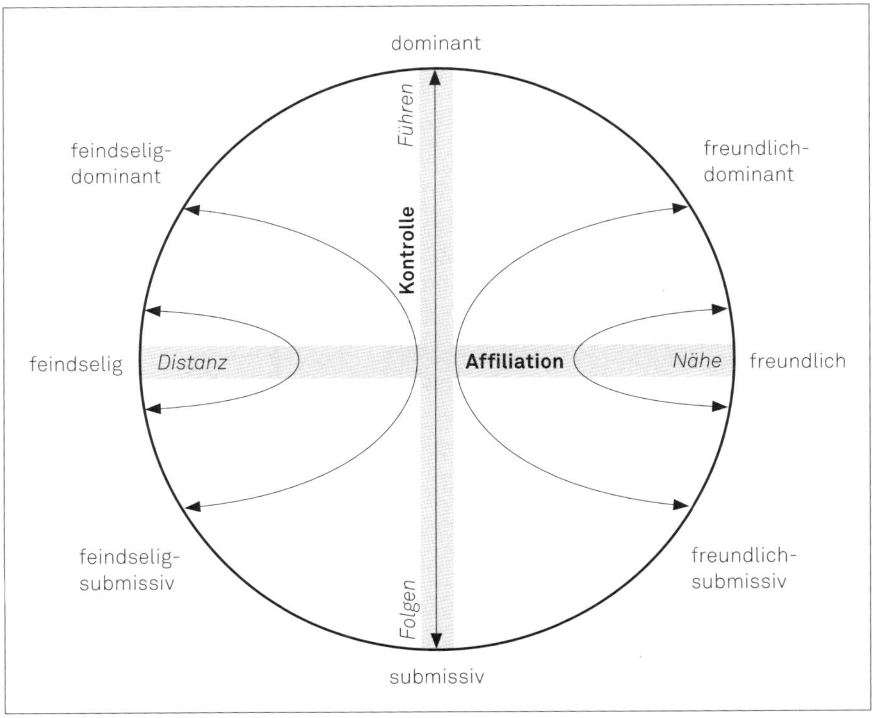

Abbildung 12: Komplementarität im interpersonalen Circumplex nach Kiesler (adapt. nach Guhn et al., 2019)

kühles) Verhalten eine feindselige (oder kühle) Reaktion nach sich zieht. Freundlich-dominantes Verhalten beispielsweise führt sodann zu freundlich-submissiven Reaktionen.

Mit Patient:innen können unterschiedliche Verhaltensweisen und Aussagen (oder Texte beispielsweise in Textnachrichten oder E-Mails) daraufhin analysiert werden (z. B. auch in Zusammenhang mit einer Situationsanalyse; vgl. Kapitel 5.7.3), wo diese auf dem Circumplex einzuordnen sind und inwiefern die Reaktion eines Gegenübers mit dem eigenen (non)verbalen Verhalten zusammenhängen könnte.

5.6.3 Training beziehungsstiftender sozialer Kompetenzen

Fehlende Übung sozial kompetenten Verhaltens (z. B. wegen langjähriger Vermeidung oder Rückzug) kann bei einsamen Personen dazu führen, dass dieses nicht immer angemessen gezeigt werden kann. Zusätzlich können frühere Erfahrungen (z. B. Zurückweisung) dazu beigetragen haben, dass beziehungsstiftendes soziales Verhalten, wie z. B. Selbstöffnung, sehr zurückhaltend oder gar nicht mehr gezeigt wird, um weitere Verletzungen und Enttäuschungen zu verhindern. In der Folge kann das Aufbauen oder Vertiefen befriedigender sozialer Beziehungen erschwert sein.

Rollenspiel zu sozialen Kompetenzen

Soziale Kompetenzen können im Rollenspiel exploriert und geübt werden. Vom Ablauf her kann ein Rollenspieldurchgang aus verschiedenen Phasen bestehen. Am Anfang steht eine kurze Vorbesprechung der Situation, die die bzw. der Patient:in spielen will, und darüber, wie das Rollenspiel ungefähr ablaufen soll. Im ersten Durchgang verhält sie bzw. er sich entweder „wie gewohnt“ oder orientiert sich bereits an den vorgegebenen Instruktionen. Im ersten Feedback arbeiten Therapeut:in und Patient:in im Gespräch heraus, (a) welche Verhaltensweisen bereits gut gelungen sind und (b) welche bei einer Wiederholung verbessert werden können. Diese Vorsätze versucht die bzw. der Patient:in im zweiten Durchgang derselben Situation zu verwirklichen. Im zweiten Feedback ziehen Therapeut:in und Patient:in ein Fazit dieses Verbesserungsversuchs.

Im Folgenden gehen wir kurz auf eine nicht abschließende Auswahl zentraler beziehungsstiftende Kompetenzen ein (siehe auch Stenzel & de Veer, 2021).

5.6.3.1 Kontakte initiieren

Unter „Small Talk“ wird eine Konversation über unwichtige Dinge verstanden, die oft zwischen Menschen abläuft, die sich nicht gut kennen. Für viele Patient:innen, die unter Einsamkeit leiden, kann Small Talk mit vielen Vorurteilen behaftet sein und wird aufgrund dysfunktionaler Einstellungen (z. B.

„Small Talk interessiert mich nicht. Ich möchte keine oberflächlichen Gespräche führen.“) vermieden.

Small Talk kann aber als wichtige Kompetenz angesehen werden, die einen ersten Kontakt zu einer potenziell tiefergehenden Beziehung überhaupt erst ermöglicht. Patient:innen können dazu ermutigt werden, Small Talk in der Therapiesitzung (z.B. jeweils 5 Minuten zu Beginn einer Sitzung) und im Alltag zu üben. Beispiele für Situationen, die sich eignen, um Small Talk im Alltag zu üben:

Smalltalk als Einstieg

- Einige Worte mit einer Person im Supermarkt wechseln,
- einen Kollegen im Büro ansprechen, den man zwar noch nicht kennt, aber schon öfters gesehen hat,
- beim Anstehen, in einem Geschäft oder im Kino, mit den Menschen vor oder hinter einem sprechen,
- einen Vortrag oder eine Weiterbildungsveranstaltung besuchen und das Gespräch mit anderen Teilnehmer:innen suchen,
- eine Bemerkung zu einem Menschen machen, der am Nebentisch im Restaurant oder Café sitzt,
- eine fremde Person nach dem Weg oder nach der Zeit fragen,
- beim Warten auf ein öffentliches Verkehrsmittel eine ebenfalls wartende Person anlächeln und ansprechen.

5.6.3.2 Gespräch aufrechterhalten

Bei einsamen Personen, insbesondere wenn sie unter (sub)klinischen sozialen Ängsten leiden, ist ihr Fokus stark auf sich selbst gerichtet. Die Aufmerksamkeit wird so sehr darauf gerichtet, möglichst nichts Falsches zu tun oder zu sagen, oder darauf, wie man auf das Gegenüber wirkt, dass Ressourcen fehlen, um angemessen auf das Gegenüber einzugehen. Dies erschwert die Aufrechterhaltung eines Gesprächs. Hierbei kann es wichtig sein, auf die Aufmerksamkeitslenkung hinzuweisen (vgl. Kapitel 5.7.1) und den Fokus stärker auf das Gegenüber zu richten.

Förderlich für das Aufrechterhalten von Gesprächen kann es sein, Interesse am Gegenüber zu signalisieren, z.B. indem (offene) Fragen (z.B. „Was hältst du davon?“) gestellt werden und man *aktiv* zuhört.

Interesse zeigen und aktiv zuhören

Man kann drei Stufen des aktiven Zuhörens unterscheiden, welche eingeübt werden können:

1. *Aktives Verfolgen des Gesagten:* Präsent sein und durch Blickkontakt, Laute oder Nicken verdeutlichen, dass man zuhört.
2. *Aktives Verstehen der Botschaft:* Paraphrasieren des Gesagten, d.h. Inhalt des Gesagten in eigene Worte fassen.
3. *Den emotionalen Inhalt einer Botschaft wiedergeben:* Spiegeln emotionaler Erlebnisinhalte des Gesagten.

5.6.3.3 Selbstöffnung und Authentizität ermutigen

Eine wichtige Voraussetzung dafür, Einsamkeit überwinden zu können, ist auch, Nähe zulassen zu können. Damit ist nicht physische Nähe gemeint, sondern Nähe im übertragenen Sinne. Es geht darum, dass betroffene Personen sich anderen gegenüber öffnen und etwas von sich preisgeben. Dies ist für viele einsame Personen nicht einfach, zumal Einsamkeit häufig mit einem vermeidenden Bindungsstil einhergeht, einsame Personen in der Vergangenheit häufig negative und verletzende Erfahrungen in Beziehungen gemacht haben und kognitive Verzerrungen vorliegen. Sich anderen gegenüber nicht zu öffnen oder nicht zu zeigen, „wie man ist und was man denkt", kann als Schutz angesehen werden, um erneute oder neue Verletzungen und Enttäuschungen zu vermeiden. Es geht also darum, dass einsame Personen neue Erfahrungen in Beziehungen machen können, wenn sie sich authentisch zeigen. Hierfür ist es hilfreich, wenn einsame Personen in Verhaltensexperimenten (vgl. Kapitel 5.4.2) üben, sich mehr zu öffnen und mehr Dinge von sich preiszugeben.

Übung: Sich anderen Personen öffnen

Damit eher oberflächliche oder unverbindliche Beziehungen bedeutsam werden können, ist es unumgänglich, dass wir uns öffnen und uns auf unser Gegenüber einlassen und uns anvertrauen. Für viele Menschen ist dies etwas sehr Schwieriges und mit Angst verbunden, insbesondere der Angst, (erneut) verletzt zu werden.

Oftmals sind schwierige Erfahrungen in der Vergangenheit die Ursache für diese Angst. Vielleicht wurde man in der Vergangenheit *von wichtigen Personen abgewertet, beschämt, zurückgewiesen oder nicht so gesehen, wie man ist.* Es ist demnach sehr verständlich, dass man sich vor neuen Verletzungen schützen möchte, indem man sich anderen Personen nicht anvertraut und in seiner eigenen sicheren Welt verharrt. Dadurch kann sich jedoch das Gefühl verstärken, isoliert und getrennt von anderen zu sein.

Wahrscheinlichkeit für befriedigende Beziehungen erhöhen

Wenn wir uns anderen Personen gegenüber öffnen, indem wir beispielsweise unsere (vermeintlichen) Schwächen offenbaren, über unser Innenleben berichten und unsere Gefühle, Bedürfnisse und Träume mitteilen, gehen wir ein Risiko ein, verletzt zu werden. Jedoch erhöhen wir dadurch auch die Wahrscheinlichkeit, dass sich eine tiefere und befriedigendere Beziehung aufbauen und verstärken kann. Durch das *Zeigen von Schwächen und Unsicherheiten* werden wir *nahbarer und menschlicher,* da alle Menschen Schwächen und Unsicherheiten haben. Für das Gegenüber können wir so „greifbarer" werden und dieses kann darauf reagieren. Stellt man sich eine Person vor, die nie etwas Persönliches, oder etwas, das sie belastet, erzählt, wird rasch deutlich, dass diese so keine Möglichkeit bietet, um ihr unterstützend und aufmunternd zur Seite zu stehen.

Ziel ist es jedoch *nicht,* sich *wahllos allen Personen gegenüber zu öffnen.* Dies wäre zu riskant und unrealistisch. Vielmehr geht es darum, für sich im Vornherein zu überlegen, *welche Personen* man sympathisch findet, für vertrauenswürdig hält und sich vorstellen könnte, sich diesen gegenüber in einem ersten Schritt etwas zu öffnen.

Leider gibt es keine Garantie, dass Menschen, gegenüber denen wir uns öffnen, genau richtig und verständnisvoll auf uns reagieren. Es empfiehlt sich deshalb, sich im Voraus gut zu überlegen, welcher Person gegenüber wir uns öffnen. Hierbei können die folgenden Fragen hilfreich sein:
- Wer ist verschwiegen?
- Wer kann zuhören?
- Wer spricht gut über andere?
- Wer hat in seinem Leben schon Leid erfahren?
- Von wem haben Sie den Eindruck, dass er bzw. sie Sie gerne mag?

5.6.3.4 Wünsche und Bedürfnisse äußern

Authentisches Verhalten beinhaltet auch, eigene Anliegen, Bedürfnisse und Wünsche äußern zu können. Für einsame Personen stellt dies oft eine große Herausforderung dar, sei es, weil sie nicht enttäuscht oder verletzt werden wollen, weil sie sich anderen nicht zumuten wollen und/oder es gewohnt sind, den Bedürfnissen anderer zu folgen, um nicht zu riskieren, dass man verlassen oder im Stich gelassen wird. Dies kann auch dazu beitragen, dass eigene Wünsche und Bedürfnisse nicht geäußert werden, auch wenn eine soziale Beziehung unbefriedigend ist. Ein hilfreiches Schema, um Wünsche und Bedürfnisse zu äußern, welches mit Patient:innen in Rollenspielen geübt werden kann, entstammt der gewaltfreien Kommunikation.

Bedürfnisse wahrnehmen und äußern

Dieses Schema kann auch im Zuge eines Verhaltensexperimentes (vgl. Kapitel 5.4.2) genutzt werden, um allfällige Befürchtungen zu überprüfen.
1. *Beobachtung:* Was nehme ich wahr, ohne mich selbst oder andere zu beurteilen oder zu bewerten?
2. *Gefühl:* Was fühle ich, wenn ich diese Handlung beobachte?
3. *Bedürfnisse:* Welche unerfüllten Bedürfnisse stehen hinter meinen Gefühlen?
4. *Bitte:* Worum möchte ich die andere Person bitten? Und was möchte ich selbst beitragen?

Beispiel

Mir ist aufgefallen, dass wir schon länger nicht mehr miteinander gesprochen haben *(Beobachtung)*. Das finde ich schade und es fehlt mir *(Gefühl)*. Ich würde mir wünschen, dass wir uns wieder öfter austauschen *(Bedürfnis)*. Könnten wir bitte versuchen, wieder mehr Gelegenheiten zu schaffen, damit wir uns in Ruhe unterhalten können *(Bitte)*?

Merke: Einsamkeit bei Menschen mit Autismus-Spektrum-Störung (ASS)

Bei Personen mit einer ASS reichen die im Kapitel 5.6.3 aufgeführten „beziehungsstiftenden Kompetenzen" nicht aus und es ist ein intensiveres Training sozialer Kompetenzen nötig. Für *Erwachsene* mit hochfunktionalem Autismus liegt in deutscher Sprache ein kognitiv-verhaltenstherapeutisches Manual von Dziobek und Stoll (2019) vor.

5.7 Verzerrte sozial-kognitive Prozesse

Der Aufmerksamkeitsfokus einsamer Menschen liegt in sozialen Begegnungen oft in unangemessener Weise auf ihnen selbst und den eigenen Reaktionen und nicht auf den anderen Personen und ihrem Verhalten. Dadurch können wichtige Informationen fehlen, um Situationen realitätsgerecht zu beurteilen. Zudem wird oft eine Hypervigilanz für potenzielle Signale von Ablehnung bei einsamen Personen beobachtet. Ebenso weisen Personen, bei denen ein Risiko für überdauernde Einsamkeit besteht, Verzerrungen bei der sozialen Informationsverarbeitung auf, z. B. beim selektiven Gedächtnisabruf. Diese Prozesse werden vor, während und nach sozialen Situationen aktiviert. Das Bewusstwerden und Üben der Aufmerksamkeitslenkung stellen deshalb wichtige Ansatzpunkte für die Therapie dar, um dadurch soziale Situationen realitätsgetreuer wahrnehmen und verarbeiten zu können.

5.7.1 Aufmerksamkeitslenkung

Aufmerksamkeitsübungen können sich in einem ersten Schritt auf nicht soziale Situationen beschränken. Hier können Patient:innen üben, ihre Aufmerksamkeit gezielt auf verschiedene Aspekte einer Situation zu lenken, weg von der auf das Selbst fokussierten Aufmerksamkeit. Hierzu bieten sich verschiedene alltägliche Routineaufgaben an (Abwaschen, Wäsche aufhängen, Duschen, Staubsaugen, Essen, Zähneputzen, Spazierengehen, o. Ä.).

Aufmerksamkeitstraining in nicht sozialen Situationen

Suchen Sie sich eine alltägliche Routineaufgabe (Abwaschen, Zähneputzen, Spazierengehen, o.Ä.) für Ihr Aufmerksamkeitstraining aus. Beginnen Sie nun mit der Aufgabe, ohne absichtlich zu versuchen, Ihre Aufmerksamkeit zu trainieren. Sie können Ihr Aufmerksamkeitsniveau vor dem Training messen, indem Sie den Prozentsatz Ihrer Aufmerksamkeit, welcher derzeit auf Sie selbst gerichtet ist (einschließlich der eigenen Gedanken, Körperempfindungen, Gefühle usw.), mit dem Prozentsatz vergleichen, der derzeit auf die Aufgabe gerichtet ist.

Vor dem Aufmerksamkeitstraining:
- Auf das Selbst fokussierte Aufmerksamkeit (d.h. Fokussierung auf Gedanken, Gefühle, Symptome usw.): _____ %
- Auf die Aufgabe zentrierte Aufmerksamkeit (d.h. die Aufgabe, mit der Sie gerade beschäftigt sind): _____ %

Während Sie die Aufgabe fortsetzen, können Sie nun mit Ihrem Aufmerksamkeitstraining beginnen. Jedes Mal, wenn Sie bemerken, dass Ihre Gedanken von der Aufgabe abschweifen, verankern Sie Ihre Aufmerksamkeit wieder bei der Aufgabe, indem Sie sich, ohne zu urteilen, auf Folgendes konzentrieren:
- *Berührung:* Wie fühlt sich die Tätigkeit an? Wie ist die Beschaffenheit (z.B. rau, glatt)? An welchen Stellen Ihres Körpers haben Sie Kontakt mit ihr?
- *Sehen:* Was fällt Ihnen an der Aufgabe auf? Was sticht Ihnen ins Auge? Wie sieht die Aufgabe aus? Was ist mit dem Licht, den Schatten, den Konturen, den Farben?
- *Hören:* Welche Geräusche nehmen Sie wahr? Welche Arten von Geräuschen sind mit der Aufgabe verbunden?
- *Geruch:* Welche Gerüche nehmen Sie wahr? Ändern sie sich während der Aufgabe? Wie viele Gerüche gibt es?
- *Geschmack:* Welche Geschmäcker nehmen Sie wahr? Verändern sie sich während der Aufgabe?

Während dem Aufmerksamkeitstraining:
- Auf das Selbst fokussierte Aufmerksamkeit (d.h. Fokussierung auf Gedanken, Gefühle, Symptome usw.): _____ %
- Aufgabenzentrierte Aufmerksamkeit (d.h. die Aufgabe, mit der Sie gerade beschäftigt sind): _____ %

Es bietet sich an, Übungen zur Aufmerksamkeitslenkung in der Sitzung zu machen oder aber Verhaltensexperimente zu planen (vgl. Kapitel 5.4.2) und diese als Hausaufgabe durchzuführen. Das Ziel ist, Patient:innen die Erfahrungen machen zu lassen, dass sie die Aufmerksamkeit auf unterschiedliche Aspekte in einer sozialen Situation richten können.

Aufmerksamkeit auf positive Signale richten

Wenn einsame Personen ihre Aufmerksamkeit weniger nach innen, sondern nach außen richten, fokussieren sie insbesondere auf bedrohlich erscheinende oder ambivalente Hinweisreize. Dies führt mitunter dazu, dass positive (non)verbale Signale eines Gegenübers nicht wahrgenommen werden und somit auch nicht darauf reagiert werden kann. Es ist darum wichtig, mit einsamen Personen zu trainieren, ihre Aufmerksamkeit explizit auf positive Signale zu lenken. Dies kann z.B. mittels eines Tagebuchs geübt werden, wobei Patient:innen aufgefordert werden, freundliche oder positive Signale von Mitmenschen wahrzunehmen und sich zu notieren (vgl. Abbildung 13). Solche Signale können verbaler oder nonverbaler Art sein.

Tag und Zeit	Situation	Freundliches Signal	Gefühl
Montag, 12:15	unbekannte Frau auf der Straße	lächelt mir zu	fühlt sich gut an
Montag, 18:15	Mann im Treppenhaus	hält mir die Türe auf	Freude über kleine Geste, die mir vorher nicht aufgefallen wäre
Dienstag, 10:15	Arbeitskollegin	fragt, ob ich ein schönes Wochenende hatte	überrascht über die Nachfrage
Freitag, 17:45	Busfahrerin	hält die Türe auf, als sie mich zum Bus laufen sieht	dankbar

Abbildung 13: Beispiel für ein Tagebuch freundlicher Signale

5.7.2 Interpretations-Bias

Die Tendenz, soziale Situationen überwiegend auf negative oder bedrohliche Weise zu interpretieren, ist eine Form des Interpretations-Bias. Dies wird bei einsamen Personen insbesondere in neutralen oder ambivalenten sozialen Situationen beobachtet. Mit Patient:innen können – reale oder fiktive – ambivalente soziale Situationen und damit zusammenhängende mögliche Interpretationen analysiert werden.

Interpretationsspielraum erweitern

Ziel ist es, den Interpretationsspielraum zu erweitern und zu flexibilisieren. Solche Übungen können auch Hinweise auf dysfunktionale Schemata geben, die dann wieder bearbeitet werden können (vgl. Kapitel 5.4).

Beispiele für ambivalente soziale Situationen und mögliche Interpretationen (Situationen aus der dt. Übersetzung des Interpretation and Judgmental Bias Questionnaire, Voncken et al., 2003; Brettschneider et al., 2015)

Bilden Sie für die nachfolgenden Situationen eine Rangfolge von (1) der plausibelsten bzw. passendsten Interpretation bis (4) zur unplausibelsten bzw. unpassendsten Interpretation.

1. Sie sind in einer Gruppe von Menschen. Als Sie anfangen zu reden, schaut Sie keiner an. Warum schaut Sie keiner an?
   a) Sie rechnen nicht damit, dass ich etwas sage.
   b) Sie wollen mich nicht in ihrer Gruppe haben, weil sie denken, ich sei nicht interessant.
   c) Ich habe nicht den richtigen Moment gewählt, um etwas zu sagen.
   d) Es war Zufall, dass sie mich nicht angeschaut haben. Sie sind dennoch interessiert an dem, was ich zu sagen habe.
2. Zwei Bekannte sehen in Ihre Richtung und sprechen miteinander. Warum sehen sie in Ihre Richtung und sprechen miteinander?
   a) Sie mögen mich und wollen mich in das Gespräch einbinden.
   b) Sie tratschen über mich.
   c) Sie gucken zufällig in meine Richtung.
   d) Sie sprechen über mich und kritisieren mich.

5.7.3 Situationsanalyse

Eine Möglichkeit, sowohl auf dysfunktionale Interpretationen als auch auf Verhaltensdefizite aufmerksam zu werden, stellt die Situationsanalyse dar. Einsame Personen interpretieren beispielsweise uneindeutige soziale Situationen tendenziell negativ und nehmen eher Zurückweisung und Bedrohung wahr, weshalb die Situationsanalyse gut geeignet ist, um alternative Interpretationen zu entwickeln.

Alternative Interpretationen entwickeln

Die Situationsanalyse ist eine mehrschrittige soziale Problemlösungsübung. Der Fokus liegt vor allem darauf, die von Patient:innen verfolgten Ziele in einer sozialen Situation mit den tatsächlich erreichten Zielen abzugleichen und alternative passende interpersonelle Strategien zu identifizieren, die eine Zielerreichung wahrscheinlicher gemacht hätten. Anhand der Situationsanalyse lernen die Patient:innen, eine kausale Beziehung zwischen ihren Verhaltens- und Denkmustern und den jeweiligen Konsequenzen herzustellen. Die Methode zielt darauf ab, nicht zielführende Interpretationen und Verhalten zu hinterfragen und geeignete interpersonelle Strategien zu entwickeln, um ein erwünschtes Ziel zu erreichen.

Geeignete interpersonelle Strategien entwickeln

Erhebungs- und Lösungsphase

Die Situationsanalyse ist in zwei Teile gegliedert, nämlich in eine Erhebungs- und eine Lösungsphase. In der Erhebungsphase geht es um eine rein deskriptive Beschreibung einer sozialen Situation. Nach einer reinen Beschreibung der Situation arbeiten Therapeut:in und Patient:in gemeinsam relevante Interpretationen bzw. Bewertungen in der Situationsanalyse heraus und halten das tatsächlich erreichte sowie das eigentlich erwünschte Ergebnis in der spezifischen Situation fest. Die Aufmerksamkeit wird hierbei auf die Diskrepanz dazwischen gelenkt. Dies führt bei vielen Patient:innen zu einem Bewusstwerden der Inkongruenz, woraus eine Änderungsmotivation erwachsen kann.

In der anschließenden Lösungsphase wird mit den Patient:innen erarbeitet, inwieweit die Interpretationen und das Verhalten hilfreich sind und zum tatsächlichen Ergebnis der Situation beitragen. In der Lösungsphase lernen Patient:innen, ihre Interpretationen und ihr Verhalten an einem realistischen und erreichbaren gewünschten Ergebnis auszurichten. Danach folgt eine Zusammenfassung der neuen Aspekte und eine Generalisierung auf andere Situationen.

Beispiel einer Situationsanalyse

1. *Situationsbeschreibung:* Ich möchte gerne Bergsteigen gehen. Da ich nicht alleine gehen möchte, rufe ich meine Schwester an und frage sie, ob sie mitkommt. Sie hat jedoch bereits Pläne für das gesamte Wochenende mit ihrem Mann und den Kindern und kann deshalb nicht mitkommen.
2. *Interpretation der Situation:*
   - Ich bin meiner Schwester nicht wichtig.
   - Meine Schwester ist sehr unflexibel und kann nie etwas ohne ihren Mann und die Kinder unternehmen.
   - Jetzt werde ich einmal mehr dafür bestraft, dass ich keine Kinder habe.
3. *Verhalten in der Situation:* Ich antworte genervt: „Immer du mit deiner Familie“ und hänge das Telefon auf.
4. *Tatsächliches Ergebnis:* Ich bin wütend auf meine Schwester, ihren Mann und die Kinder. Ich bin frustriert, dass ich schon wieder etwas alleine unternehmen muss und habe keine Lust mehr, Bergsteigen zu gehen.
5. *Gewünschtes Ergebnis:* Eigentlich hätte ich mir gewünscht, gemeinsam mit meiner Schwester Zeit zu verbringen und mit ihr eine Bergwanderung zu unternehmen.
6. *Evaluation: Tatsächliches Ergebnis = Gewünschtes Ergebnis:* Nein
7. *Überprüfung und Revision der Interpretationen:*
   a) Seit der Geburt der Kinder hat sie weniger Zeit für mich, das muss aber nicht heißen, dass ich ihr nicht wichtig bin.

b) Meine Schwester muss ihre Zeit gut einteilen, damit sie alles unter einen Hut bekommt, und ist deshalb nicht immer spontan verfügbar.
c) Keine Kinder zu haben gibt mir viele Freiheiten und Flexibilität, tun und lassen zu können, was ich will.

8. *Sammeln von alternativen Handlungsoptionen:*
   a) Ich hätte sie fragen können, ob wir ein anderes Datum vereinbaren könnten, um Bergsteigen zu gehen.
   b) Ich hätte ihr sagen können, dass es mich gefreut hätte, wieder mal etwas mit ihr zu unternehmen und ich im Moment etwas enttäuscht bin.
   c) Ich hätte fragen können, ob ich mich ihrem Wochenendprogramm anschließen könnte.
9. *Zusammenfassung:* Ich hätte gegenüber meiner Schwester meine Enttäuschung ausdrücken können und ein anderes Datum für die Bergwanderung festlegen können. Ich hätte auch fragen können, ob ich mich ihrem Wochenendprogramm anschließen könnte, damit wir uns gleichwohl sehen könnten.
10. *Generalisierung:* Wenn ich eine Absage erhalte, könnte ich einen neuen Terminvorschlag machen. Gleichzeitig könnte ich auch zu meiner Enttäuschung stehen und explizieren, dass mir die Person und die Beziehung zu ihr wichtig ist.

Situationsanalysen können in der Sitzung mit der bzw. dem Therapeut:in erarbeitet werden. Für Patient:innen ist es aber auch hilfreich, wenn sie mit der Zeit lernen, Situationsanalysen selbstständig durchzuführen. Durch Situationsanalysen können zudem auch Defizite in Bezug auf soziale Kompetenzen aufgedeckt werden, die im Rahmen der Lösungsphase durch Rollenspiele in der Therapie aufgegriffen und bearbeitet werden können (vgl. Kapitel 5.6.3).

5.8 Umgang mit vorbestehenden körperlichen und psychischen Erkrankungen

Im transdiagnostischen Modell nach Käll, Shafran et al. (2020) werden zusätzlich „persönliche Herausforderungen" berücksichtigt. Diese beinhalten ganz verschiedene und heterogene Faktoren, weshalb im Folgenden nur sehr kurz darauf eingegangen wird. Es handelt sich dabei um individuelle Faktoren, die einen direkten Einfluss auf die Reduktion wertgeschätzter sozialer Interaktionen haben können, wie beispielsweise körperliche Erkrankungen, z. B. weil sie die Mobilität einschränken, oder vorbestehende psychische Erkrankungen.

Bei eingeschränkter Mobilität z. B. aufgrund gesundheitlicher Einschränkungen oder körperlicher Behinderungen scheinen Interventionen, die auf die Nutzung des Internets zur Ermöglichung oder Verbesserung der Kommunikation mit Bekannten, Freund:innen und Familie abzielen, sinnvoll. Je nach Art der Einschränkung und Möglichkeiten ist im individuellen Fall zu bestimmen, was Patient:innen benötigen, damit sie ihre sozialen Beziehungen aufrechterhalten oder neue Beziehungen aufbauen können. Hierbei gilt es beispielsweise auch zu erfragen, welche Kommunikationskanäle oder andere Unterstützungsangebote eine Person nutzen kann, um mit anderen Personen in Kontakt zu treten.

Selbststigmatisierung und -diskriminierung

Psychische Vorerkrankungen sind in die Therapieplanung miteinzubeziehen und in der Regel prioritär zu behandeln, da sie selbst häufig mit psychosozialen Einschränkungen einhergehen. Bei körperlichen und psychischen Erkrankungen ist es zudem wichtig, Aspekte der Selbststigmatisierung und erlebter Diskriminierung zu explorieren und zu berücksichtigen.

6 Kontextfaktoren

6.1 Therapeutische Beziehung

Die Bedeutsamkeit einer tragfähigen therapeutischen Beziehung für die psychotherapeutische Behandlung ist gemeinhin bekannt. Einsamkeit ist ein sehr schambesetztes Gefühl und wird häufig nicht spontan, sondern nur auf (indirekte) Nachfrage geäußert. Es ist möglich, dass Patient:innen aufgrund früherer negativer Beziehungserfahrungen Therapeut:innen abwartend oder gar misstrauisch begegnen und Schwierigkeiten haben, das Verhalten von Therapeut:innen als aufrichtig und uneigennützig wohlwollend wahrzunehmen. Gerade deshalb scheint die bedingungslose Wertschätzung einsamen Patient:innen gegenüber umso relevanter. Es ist ferner möglich, dass Personen in der therapeutischen Beziehung (erstmalig) die Erfahrung machen, sich öffnen zu können und dabei verstanden oder ernst genommen zu werden. Dies ist einerseits eine wichtige Erfahrung, birgt andererseits aber auch die Gefahr von Abhängigkeitsphänomenen. Deshalb ist es wichtig, die Therapiebeziehung ressourcen- und motivorientiert zu gestalten (Caspar, 2018).

Beziehungen außerhalb der Therapie aufbauen

Patient:innen sollten fortwährend ermutigt werden, Beziehungen, in denen sie sich wertgeschätzt und verstanden fühlen, außerhalb der Behandlung aufzubauen und zu stärken, sodass korrektive Beziehungserfahrungen auch außerhalb der Therapiebeziehung ermöglicht werden können.

6.2 Einzel- und Gruppensetting

Vorteile Gruppensetting

Ein Einzelsetting bietet immer die Möglichkeit der starken Individualisierung des Vorgehens. Für einsame Personen bieten sich aber auch viele Chancen im Gruppensetting:

- Sie können andere betroffene Personen kennenlernen, um sich auszutauschen.
- Sie haben die Chance auf direktes Feedback von mehreren Personen.
- Sie können die Erfahrung machen, dass es andere Menschen mit ähnlichen Erfahrungen und Schwierigkeiten gibt.
- Sie können sich in einem geschützten Rahmen mit eigenen Ängsten und Unsicherheiten bezüglich anderer Menschen auseinandersetzen.
- Sie können ihre sozialen Kompetenzen mit anderen Personen zusammen ausbauen.

Eine Herausforderung kann sein, dass sehr unterschiedliche Ursachen dazu führen können, warum sich Personen einsam fühlen. Dies kann jedoch auch eine Chance darstellen. Auf jeden Fall scheint es wichtig, dass auch im Gruppensetting sozial-kognitive Aspekte thematisiert werden.

Genau wie individuelle Settings können Gruppensettings unterschiedliche Schwerpunkte haben (Sipos & Schweiger, 2019). Im Folgenden werden kurz drei Beispiele möglicher Inhalte von Interventionen im Gruppensetting dargestellt.

Kiesler-Kreis-Training

Eine strukturierende Möglichkeit zur Behandlung und Überwindung interpersonaler Probleme bietet beispielsweise das *Kiesler-Kreis-Training* (Guhn et al., 2019). Dieses Training kann in offenen und geschlossenen Gruppen durchgeführt werden. Es ist manualisiert und besteht aus den folgenden 5 Modulen, die insgesamt 23 Gruppensitzungen umfassen:

1. *Kennenlernen des Kiesler-Kreises:* Vertraut werden mit dem Kiesler-Kreis.
2. *Nonverbale Kommunikation:* Training zur Diskrimination nonverbaler Kommunikation.
3. *Verbale Kommunikation:* Training zur Diskrimination verbaler Kommunikation, und Lernen, anhand eines Schemas Bedürfnisse zu äußern.
4. *Konflikttraining:* Umgang mit Konflikten und Situationsanalyse.
5. *Empathie und korrigierende Beziehungserfahrung:* Empathietraining.

Das Kiesler-Kreis-Training kann auch für die Einzeltherapie adaptiert werden.

Group4Health

Group4Health (G4H) zielt auf den Aufbau bzw. die Stärkung der sozialen Identität im Gruppenkontext ab und soll ein Bewusstsein für die Wichtigkeit von Gruppenzugehörigkeit als Ressource für die eigene Gesundheit schaffen (Haslam, Cruwys, Haslam, Dingle & Chang, 2016). Das Gruppenprogramm besteht aus den folgenden fünf Sitzungen bzw. Modulen:

1. *Psychoedukation (Schooling):* Psychoedukation, Bewusstsein für soziale Gruppen und ihren Einfluss auf die Gesundheit schaffen.
2. *Zielfestlegung (Scoping):* Visualisierung der eigenen sozialen Gruppen und des jeweiligen persönlichen Bezuges. Dies dient als Basis für den Aufbau oder die Stärkung sozialer Gruppen in den zwei folgenden Modulen.
3. *Sammlung von Möglichkeiten (Sourcing):* Einführung von Aktivitäten zur Verbesserung bestehender Beziehungen zu Gruppen. Exploration von Möglichkeiten, Kontakt mit bestehenden Gruppen wiederherzustellen, Erkennen und Überwinden von Hindernissen, die dem Stärken der Beziehungen im Wege stehen.
4. *Aufbau von Gruppenzugehörigkeit (Scaffolding):* Rückgriff auf *G4H*-Gruppe, als Möglichkeit für Teilnehmende, auf bestehende Beziehungen aufzubauen oder neue Gruppen zu bilden. Entwicklung eines Plans, wie soziale Gruppenzugehörigkeit gefördert werden kann. Der Plan soll in der Gruppe rückbesprochen und außerhalb der Gruppe geübt werden.
5. *Nachhaltigkeit (Sustaining):* Findet einen Monat nach der letzten Sitzung statt. Evaluation des Plans zur Förderung der sozialen Gruppenzugehörigkeit.

Friendship Enrichment Program

Das *Friendship Enrichment Program* (Stevens, 2001) ist ein weiteres Beispiel für eine Gruppenintervention bei Einsamkeit und richtete sich ursprünglich an einsame ältere Frauen. Eine adaptierte Version des Programms wurde auch schon an einer heterogeneren Stichprobe in einer Online-Version erfolgreich getestet. Das Programm umfasst insgesamt 12 wöchentliche Lektionen und ist in vier Phasen mit unterschiedlichem Fokus aufgebaut:

- *Phase 1:* Klärung eigener Bedürfnisse in Freundschaften, früherer Erfahrungen und Erwartungen an Freundschaften.
- *Phase 2:* Auseinandersetzung mit dem aktuell bestehenden Freundschaftsnetzwerk. Identifikation aktuell vorhandener und potenzieller Freundschaften. Erwerb von für Freundschaften relevante soziale Fertigkeiten. Knüpfen und Vertiefen von Freundschaften als Prozess verstehen.
- *Phase 3:* Formulieren von Zielen in Bezug auf das Aufbauen neuer oder Stärken bestehender Freundschaften. Insbesondere Ermutigung zum proaktiven Zugehen auf andere und Zurückgreifen auf brachliegende Freundschaften.
- *Phase 4:* Ausarbeiten von Strategien, um die in Phase 3 formulierten Ziele zu erreichen.

7 Empirische Evidenz

Bei Interventionen zur Reduktion von Einsamkeit können verschiedene Interventionstypen unterschieden werden. Sie können hinsichtlich der Fragen, (1) auf welcher Ebene (individuell, kommunal, gesellschaftlich) sie ansetzen und (2) ob sie direkt oder indirekt auf die Reduktion von Einsamkeit abzielen, unterschieden werden (vgl. Abbildung 14). Die in diesem Buch behandelten Behandlungsmethoden und therapeutischen Interventionen sowie die dargestellten empirischen Studien beziehen sich insbesondere auf psychologische Interventionen auf der individuellen und direkten Ebene.

Ebenen von Interventionen gegen Einsamkeit

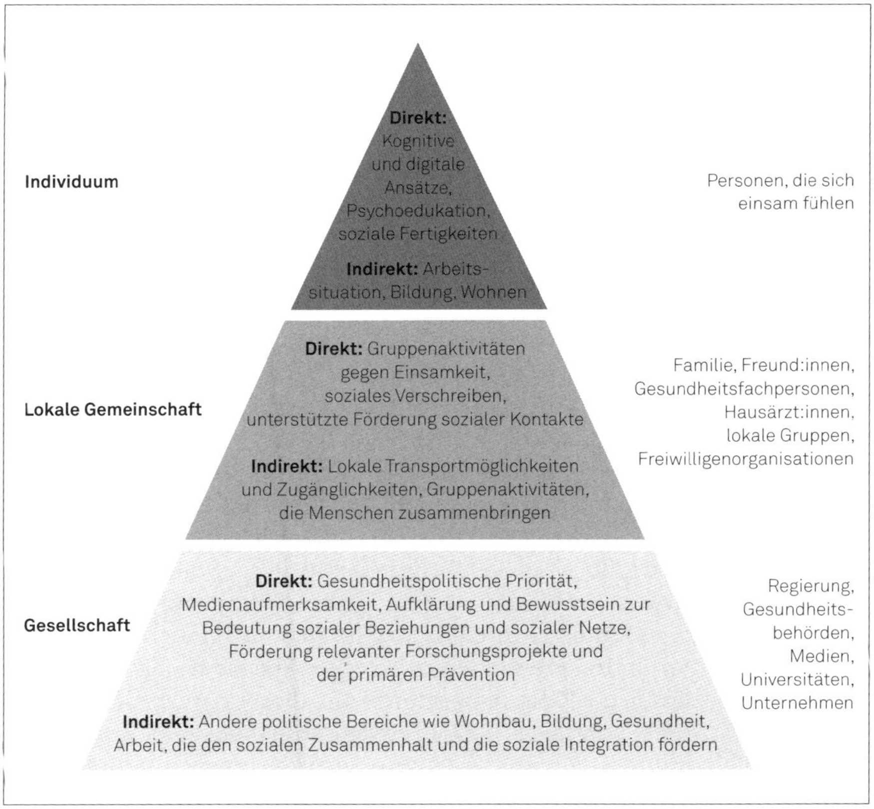

Abbildung 14: Interventionsebenen zur Reduktion von Einsamkeit (adapt. nach Mann et al., 2017)

In einer Übersichtsarbeit und Metaanalyse untersuchten Masi, Chen, Hawkley und Cacioppo (2011) die Wirksamkeit verschiedener Interventionsstrategien zur Reduktion von Einsamkeit. Sie konnten die Interventionen in vier Kategorien einteilen:

a) *Training sozialer Fertigkeiten:* Bei diesen Interventionen geht es um die Förderung der Fähigkeiten zur Kommunikation, damit die Betroffenen leichter soziale Kontakte aufbauen können.
b) *Stärkung durch soziale Unterstützung:* Mit regelmäßigen Kontakten sollen die Betroffenen verlässliche soziale Beziehungen und soziale Ressourcen erleben.
c) *Erweiterung der sozialen Teilhabe:* Diese Kategorie beinhaltet Interventionen, die Betroffene dabei unterstützen, ihr soziales Netzwerk zu erweitern und an sozialen Aktivitäten teilzunehmen.
d) *Veränderung dysfunktionaler Kognitionen:* Durch Interventionen, die auf sozio-kognitive Prozesse abzielen, werden Betroffene dabei unterstützt, dysfunktionale sozialen Überzeugungen und Verhaltensweisen zu hinterfragen und zu verändern.

Kognitive Interventionen am wirksamsten

In dieser Metaanalyse zeigte sich, dass Einsamkeits-Interventionen, die in randomisiert-kontrollierten Studien getestet wurden ($N=20$), mit einem Fokus auf die Veränderung dysfunktionaler Kognitionen die größten Effektstärken aufwiesen.

Ein kürzlich erschienenes Update dieser Metaanalyse von randomisiert-kontrollierten Studien mit einem Fokus auf psychologische Interventionen ($N_{Studien}=28$; $N_{Personen}=3039$) von Hickin et al. (2021), in welchen das primäre Outcome Einsamkeit war, zeigte ebenfalls, dass psychologische Interventionen im Vergleich zu Kontrollgruppen insgesamt wirksam sind, um Einsamkeitsgefühle zu reduzieren (Hedges' $g=0.43$). In dieser Arbeit zeigte sich keine signifikante Überlegenheit der KVT-orientierten Interventionen gegenüber den anderen Ansätzen (KVT: 10 Studien; Dankbarkeit: 1; Reminiszenz: 1; Achtsamkeit: 4; integrativer Ansatz: 6; soziale Fertigkeiten: 3; Ansatz mit Fokus auf die soziale Identität: 3). Die Ergebnisse dieser Studie weisen aber auch darauf hin, dass die Anzahl der Studien pro therapeutischem Ansatz und die Qualität der Studien nicht ausreichend sind, um eine Überlegenheit von KVT-orientierten Interventionen zu belegen. Ebenso ist auch die Heterogenität in Bezug auf die Zielgruppe zu groß, um diesbezüglich ein abschließendes Urteil zu fällen. Zudem ist kaum etwas darüber bekannt, welche spezifischen Behandlungselemente der untersuchten Interventionen einen Einfluss auf die Einsamkeit hatten. Entsprechend sind Studien notwendig, die den Einsatz bestimmter Behandlungselemente manipulieren (wie z.B. Dismantling- oder additive Komponentenstudien), um mehr Wissen über deren spezifische Wirksamkeit in Erfahrung zu bringen.

Bisher gibt es auch kaum Vergleichsstudien, welche zwei aktive Interventionen zur Reduktion von Einsamkeit vergleichen. Eine Ausnahme stellt eine randomisiert-kontrollierte Studie von Käll et al. (2021) dar, in der KVT und Interpersonelle Psychotherapie (IPT), umgesetzt als geleitete internetbasierte Selbsthilfe-Intervention, bei einsamen Personen im Vergleich zu einer Wartekontrollgruppe getestet wurden. Es zeigte sich, dass sich die KVT-Bedingung im Vergleich zur Warteliste als effektiv erwies, und dass einsame Personen signifikant mehr von der KVT- als von der IPT-Bedingung profitierten. Hierbei ist zu berücksichtigen, dass es sich um eine internetbasierte und nicht um eine konventionelle Face-to-Face-Intervention handelte.

In einer weiteren kürzlich erschienenen Studie verglichen Cruwys et al. (2021) die Wirksamkeit einer einsamkeitsspezifischen Gruppentherapie (Group4-Health; vgl. Kapitel 6.2) mit jener einer kognitiv-verhaltenstherapeutischen Gruppentherapie (KVGT) bei jungen Personen (15 bis 25 Jahre), die unter Einsamkeit und erhöhten Depressionswerten litten. Mit beiden Interventionen konnte über einen Zeitraum von 12 Monaten eine Reduktion der Einsamkeit und der depressiven Symptome erzielt werden. Bezüglich der Depressivität unterschieden sich die Interventionen in der Wirksamkeit nicht. Allerdings wiesen die Personen in der Group4Health-Intervention zum Zeitpunkt des 12-Monate-Follow-up signifikant niedriger Einsamkeitswerte auf als die Personen aus der KGVT-Bedingung.

Personen mit psychischen Störungen

Eine systematische Übersichtsarbeit zur spezifischen Reduktion von Einsamkeit bei *Personen mit psychischen Störungen* von Mann et al. (2017) stimmt mit den oben berichteten Ergebnissen von Masi et al. (2011) insofern überein, als beide zum Schluss kommen, dass sich die vielversprechendsten Interventionen in Bezug auf die Veränderung von Einsamkeit bei Personen mit einer psychischen Störung auf die Veränderung dysfunktionaler sozialer Kognitionen beziehen. Interventionen, welche ausschließlich auf die Förderung sozialer Aktivitäten abzielen, bedingen in der Regel zwar Veränderungen in Bezug auf *soziale,* jedoch nicht in Bezug auf *intime* Einsamkeit (siehe Boekhout, Volders, Bolman, de Groot & Lechner, 2021). Es bleibt jedoch festzuhalten, dass es noch zu wenig qualitativ hochwertige Forschung gibt, um fundierte Aussagen in Bezug auf die Effektivität *spezifischer* Interventionen zur Reduktion von Einsamkeit in homogenen Störungsgruppen zu machen.

Behandlung primärer Störung beeinflusst Einsamkeit

In Bezug auf Personen mit psychischen Störungen zeigt sich auch, dass Interventionen zur Behandlung einer primären psychischen Störung einen Einfluss auf Einsamkeitswerte haben. Beispielsweise weist eine Sekundäranalyse einer dreiarmigen randomisiert-kontrollierten Studie bei Personen mit sozialen Angststörungen darauf hin, dass sowohl durch eine KVGT als auch durch achtsamkeitsbasierte Stressreduktion (MBSR) Einsamkeit stärker reduziert wurde als in einer Wartekontrollgruppe, und dass sich die beiden aktiven Bedingungen hinsichtlich der Einsamkeitsreduktion nicht voneinander unterschieden (O'Day et al., 2021). Darüber hinaus zeigte sich, dass Personen, die während der Behandlung eine Verringerung ihrer sozialen Ängste berichten, sich nach der Behandlung auch weniger einsam fühlten. Die Verringerung von Einsamkeit während der Therapie führt also ebenso zu einer Verbesserung der sozialen Ängste. Eine weitere Studie (Reinhard et al., 2021) ermittelte, dass sich Einsamkeit bei Personen mit einer persistierenden depressiven Störung nach einem 10-wöchigen stationären CBASP-Programm signifikant reduzierte. Obwohl die Studie unkontrolliert war, liefert sie erste Hinweise auf die potenzielle Effektivität eines umfassenden CBASP-Programms bei der Reduktion von Einsamkeit. Interessanterweise zeigte sich, dass eine höhere Ausprägung an Einsamkeit, ein größeres soziales Netzwerk und eine Vorgeschichte emotionaler Vernachlässigung eine stärkere Verringerung der Einsamkeit voraussagte, wohingegen ein höheres Ausmaß an Zurückweisungsempfindlichkeit und depressiven Symptomen mit einem schlechteren Ergebnis verbunden war.

Interventionen für Kinder und Jugendliche

Eine Metaanalyse zu Interventionen bei Kindern, Jugendlichen und jungen Erwachsenen legt nahe, dass verschiedene psychologische Interventionen bei der Reduktion von Einsamkeitsgefühlen wirksam sein können (Eccles & Qualter, 2021). Die untersuchten Studien waren sehr heterogen, was die Studienqualität, die Interventionen und die Zielgruppen betraf. Unter anderem dadurch fehlen hier belastbare Hinweise auf die Überlegenheit einer spezifischen Intervention. Die Entwicklung effektiver Interventionen für die Reduktion von Einsamkeit bei Kindern und Jugendlichen scheint umso wichtiger, da sich zeigt, dass Einsamkeitserfahrungen bei Kindern und Jugendlichen „Narben" verursachen, welche noch mehrere Jahre später nachwirken (siehe z. B. Caspi, Harrington, Moffitt, Milne & Poulton, 2006).

Interventionen für ältere Personen

In einer Übersichtsarbeit zu Interventionen bei älteren Betroffenen wurden bisher vier kritische Eigenschaften identifiziert, die bei der Planung von Interventionen berücksichtigt werden sollten: (1) eine theoretische Fundierung der Intervention, (2) die Adaptationsfähigkeit der Intervention, d.h., dass die Intervention leicht den Anforderungen der Teilnehmenden angepasst werden kann, (3) dass bei der Durchführung der Intervention die Teilnehmenden aktiv werden (im Vergleich zu einem passiven Beisammensein), und (4) dass Betroffene bereits im Planungsprozess miteinbezogen wurden. Gruppeninterventionen gegen Einsamkeit hatten höhere Erfolgsaussichten, wenn diese Faktoren berücksichtigt wurden (siehe z. B. Gardiner, Geldenhuys & Gott, 2016).

Empathie-fokussierte Telefongespräche

Während der Corona-Pandemie wurden verschiedene Studien gegen Einsamkeit publiziert. Beispielsweise zeigte sich eine von Laien durchgeführte Intervention bestehend aus Empathie-fokussierten Telefongesprächen bei besonders vulnerablen Personen kurzfristig effektiv in der Reduktion von Einsamkeit im Vergleich zu einer Wartekontrollgruppe (Kahlon et al., 2021). Diese Effekte ließen sich aber nicht auf allen eingesetzten Einsamkeitsinstrumenten nachweisen und Katamnesedaten stehen noch aus. Diese Studie liefert Hinweise darauf, dass telefonischer Kontakt (und soziale Unterstützung) Einsamkeitsgefühle zumindest kurzfristig reduzieren und einen Schutzfaktor darstellen kann. Die Frage bleibt aber offen, ob solche Interventionen auch geeignet sind, chronische Formen der Einsamkeit längerfristig zu verändern.

Längerfristige Wirksamkeit

Bezüglich der längerfristigen Wirksamkeit konnte eine internetbasierte und KVT-orientierte Intervention aufzeigen, dass die gefundenen positiven Effekte bis zu zwei Jahre nach der Intervention anhielten und sich teilweise während des Katamnesezeitraums noch vergrößerten. Rund 60 % der Betroffenen zeigten eine reliable Verbesserung der Einsamkeit nach zwei Jahren (Käll, Backlund, Shafran & Andersson, 2020).

Insgesamt bildet sich ab, dass verschiedene Interventionen in unterschiedlichen Settings bei Einsamkeit effektiv sein können, wobei eine Integration sozial und kognitiv orientierter Interventionen sinnvoll erscheint. Es ist allerdings unwahrscheinlich, dass der Interventionsschwerpunkt allein die Wirksamkeit der Einsamkeitsinterventionen beeinflusst, es sei denn, dieser Schwerpunkt ist explizit auf die Bedürfnisse des Einzelnen zugeschnitten. Es bedarf unbedingt mehr Forschung dazu, welche Interventionen bei welcher Zielgruppe unter welchen Umständen (längerfristig) am effektivsten sind.

8 Fallbeispiele

Da chronische Einsamkeit unterschiedlich bedingt und aufrechterhalten sein kann und das Vorgehen zudem von einem individuellen Fallkonzept abhängt, werden zur Illustration drei unterschiedliche Fälle kurz dargestellt.

8.1 Fallbeispiel: Frau H.

Erstgespräch

Frau H., 23 Jahre alt, meldet sich zum Erstgespräch und äußert bereits am Telefon, dass sie seit langem unter Einsamkeitsgefühlen leide und diesen Schmerz des „Sich-abgetrennt-Fühlens“ kaum mehr aushalte. Sie hätte zudem nur wenige Freund:innen, mit denen sie sich austauschen oder etwas unternehmen könne.

Da sich die Patientin bereits mit dem Hinweis, sich einsam zu fühlen, zum Erstgespräch meldet, wird das Einsamkeitserleben im Erstgespräch genauer exploriert. Auf die Frage nach der subjektiven Ursache ihrer Einsamkeitsgefühle berichtet sie einerseits von einer schönen Kindheit, andererseits ab Schulbeginn festgestellt zu haben, dass sie „anders sei als die Mitschüler:innen". Sie sei schon als kleines Kind „eher mollig" gewesen und wurde u.a. deswegen in der Schule ausgeschlossen. Obschon sie das Verhältnis zu ihren Eltern als gut erlebt habe, konnte sie sich ihnen gegenüber nicht öffnen und über die Situation in der Schule sprechen. Sie habe nicht schwach und eine (zusätzliche) Belastung für die Eltern sein wollen. Die Einsamkeitsgefühle träten vor allem dann auf, wenn sie allein zu Hause sei. Da sie, abgesehen von der Arbeit, die meiste Zeit zu Hause verbringe, sei dieses Gefühl praktisch immer präsent. Sie beschreibt damit einhergehend ein ständiges Gedankenkreisen („Wer will sich schon mit mir abgeben, ich bin so abstoßend", „Ich bin eine Versagerin"), welches sie traurig mache. Sie halte sich viel in sozialen Medien auf und schaue sich Profile von anderen an. Dies mache sie umso trauriger, wenn sie sehe, dass andere Menschen glücklich sind, viele Freund:innen haben und gut aussehen. Die Patientin wünsche sich, jemanden zu haben, dem sie sich anvertrauen kann, und so angenommen zu werden, wie sie ist.

Therapieplanung und erste Schritte

Aus dem Erstgespräch kristallisieren sich drei wichtige Aspekte für die Therapieplanung heraus: (1) Dysfunktionale Kognitionen über die eigene Person hindern die Patientin daran, mit anderen Menschen in Kontakt zu treten, (2) die alleinverbrachte Zeit geht mit einer Reihe unangenehmer und schwer ertragbarer Gefühle einher und (3) durch die Vermeidung von neuen sozialen Situationen bleiben Möglichkeiten für korrektive Erfahrungen aus.

Zusammen mit der Patientin wird erarbeitet, dass es in einem ersten Schritt darum gehen soll, die allein verbrachte Zeit neu zu gestalten. Insbesondere die Überlegung, dass das passive Konsumieren sozialer Medien dazu beiträgt, dass sie sich noch einsamer fühlt, leuchtet ihr ein. Sie ist daran interessiert, Achtsamkeit- und Selbstmitgefühls-Übungen auszuprobieren, um ihre Gedanken dadurch besser wahrnehmen und sich freundlicher begegnen zu können. Zudem wird besprochen, dass der Konsum sozialer Medien eine Vermeidungsstrategie darstellen könnte, um die schmerzhaften Einsamkeitsgefühle nicht spüren zu müssen. Hierbei könnte das Einführen der Einsamkeitsexposition hilfreich sein. Zusätzlich soll erarbeitet werden, wo ihre persönlichen Stärken liegen, um so einen Grundstein zu setzen, damit dysfunktionale Kognitionen und Muster bearbeitet werden können. Dabei werden insbesondere die Schemata „Wenn ich mein wahres Ich zeige, werde ich abgewertet oder als schwach wahrgenommen“ und „Wenn ich zeige, dass es mir nicht gut geht, bin ich eine Belastung für andere“ von Relevanz sein. Den Vorschlag, die Eltern mit in den Therapieprozess einzubeziehen nimmt die Patientin zögerlich entgegen. Zudem wird angestrebt, dass in einem weiteren Schritt überlegt wird, welche Aktivitäten sie gerne ausübt und ob diese auch mit anderen Menschen zusammen möglich wären.

Verlauf und Therapieende

Die Patientin war sehr motiviert, an ihrer Situation etwas zu verändern. Sie übte sich in Achtsamkeit und Selbstmitgefühl und konnte dadurch bereits nach kurzer Zeit genauer benennen, wann Einsamkeitsgefühle besonders stark spürbar waren. Mit der Patientin wurde vereinbart, dass sie sich bewusste Momente des Alleinseins in den Alltag einbaut (Einsamkeitsexposition), um Gedanken und Gefühle zuzulassen, die sie vermeidet. Zu Beginn war diese Übung sehr schwierig für die Patientin und sie versuchte, sich mit dem Schauen von Serien oder Musikhören abzulenken. Im Verlauf konnte sie das Alleinsein immer besser hinnehmen und konnte benennen, dass Ängste auftreten würden, dass Sie für immer alleine sein werde, keine Familie gründen werden könne und nie jemanden haben werde, dem sie sich anvertrauen könne. In mehreren Therapiesitzungen wurden diese Überzeugungen näher betrachtet. Mithilfe von kognitiver Umstrukturierung und Verhaltensexperimenten wurden die Überzeugungen der Patientin hinterfragt und konnten in neue, für sie hilfreichere Gedanken umformuliert werden („Im Moment habe ich keinen Partner, mit dem ich eine Familie gründen könnte. Allerdings arbeite ich daran, dass ich mich traue, auf andere Menschen zuzugehen. Was in einem oder 10 Jahren ist, kann ich heute noch nicht wissen.“). Zusätzlich wurden mit der Patientin prägende Beziehungserfahrungen erarbeitet. Dabei stellte sie fest, dass sie als kleines Kind insbesondere von ihrem Vater eine hohe Erwartungshaltung hinsichtlich beruflichen Erfolges und dem Gründen einer Familie erfahren habe. Als sich die Patientin sicher genug fühlte, lud sie ihre Eltern in eine Therapiesitzung ein, um ihnen von ihren Einsamkeitsgefühlen zu berichten (Üben von Selbstöffnung). Die Eltern reagierten nicht wie befürchtet mit Ablehnung und Enttäuschung, sondern boten ihr ihre Unterstützung an. Diese Erfahrung ermutigte die Patientin sehr, sodass sie sich immer mehr zutraute und proaktiv eine Frau aus dem Zeichenkurs fragte, ob sie gemeinsam einen Kaffee trinken gehen wollen.

Die Patientin übt sich weiterhin in Achtsamkeit und stellt immer wieder fest, dass sie in alte Denkmuster gerät. Jedoch gelingt es ihr mittlerweile schon besser, diese automatischen Gedanken zu hinterfragen und für sich hilfreichere zu formulieren. Auch wenn ihre Schamgefühle bezüglich des Gewichts immer noch bestehen, versucht sie sich immer wieder in neuen Aktivitäten und konnte so bereits verschiedene positive Erfahrungen sammeln. Gemeinsam wurde entschieden, die Therapie zu beenden, da die Patientin sich im Umgang mit ihren Einsamkeitsgefühlen sicher genug fühle und dem Aufbauen neuer Beziehungen ausreichend Zeit einräumen möchte.

8.2 Fallbeispiel: Herr G.

Erstgespräch

Herr G., 45 Jahre alt, alleinstehend, Ingenieur, berichtet, dass er in den letzten Jahren sehr viel Zeit in seine Karriere investiert habe. Er sei 7 Jahre mit einem Partner zusammen gewesen. Nach der schmerzhaften Trennung vor 5 Jahren habe er sich mehr und mehr auf seine Karriere fokussiert und arbeite als Teamleiter in einem großen Betrieb. Während der Corona-Pandemie sei Homeoffice verordnet worden. Dadurch seien seine täglichen Begegnungen mit Kolleg:innen im Büro größtenteils weggefallen und er sei sich zunehmend seiner Einsamkeit bewusst geworden, jedoch habe er sich die letzten Jahre wohl mit viel Arbeit davon abgelenkt, da das Gefühl zu schmerzhaft gewesen wäre. Wenn er es sich so überlege, merke er, dass er schon seit der Trennung einsam sei. Er merke, dass er Mühe habe, anderen Personen sein wahres Ich zu zeigen, und er schäme sich für seine Einsamkeit, da es so gar nicht zu dem Bild passe, das er von sich präsentieren möchte.

Therapieplanung und erste Schritte

Mit dem Patienten werden in einem ersten Schritt frühe Beziehungserfahrungen exploriert. Als Kind habe er von seiner alleinerziehenden Mutter gelernt, dass man sich nicht bedürftig zeigen dürfe, da man sonst von anderen ausgenutzt werde. Diese Erfahrung habe sich in seiner Partnerschaft bestätigt. Es konnte der konditionale Satz „Immer wenn ich mich bedürftig zeige, werde ich ausgenutzt" festgehalten werden. Dies habe auch dazu geführt, dass er an seinem Arbeitsplatz auch nie groß über seine Gefühle gesprochen habe, er finde auch, dass sich das für einen Vorgesetzen nicht gehöre. Dies verunmögliche es ihm aber auch, dass er jemanden anrufe und frage, ob er oder sie Zeit für ihn hätte. Es stellte sich immer mehr heraus, dass der Patient nach seiner Trennung seine früheren Freunde vernachlässigt hatte, weil er sich zum einen Vorwürfe mache, dass er nicht stark genug gewesen sei, um das Fremdgehen seines Partners „auszuhalten", und „es einfach nicht habe ignorieren können", und weil er zum anderen nie gelernt habe, sich

Freund:innen gegenüber bedürftig zu zeigen. Dass ihn diese Selbstvorwürfe so blockierten, war zudem mit vielen Schamgefühlen und übermäßiger Selbstkritik verbunden.

Verlauf und Therapieende

Im Verlauf der Therapie wurden mit dem Patienten die Prägung herausgearbeitet und angeschaut, in welchen Situationen diese Prägung verhaltensbestimmend war. Es wurde eine Liste mit Personen erstellt, die er kannte, zu denen er aber den Kontakt verloren hatte. Es war dem Patienten vorerst unmöglich, diese Kontakte anzuschreiben, um sich mit ihnen zu verabreden. Erst in einer Phase, während der er selbstmitfühlender mit seinen Schwächen umgehen konnte, gelang es ihm, einen früheren Freund anzurufen. Der Umstand, dass dieser keine Zeit für ihn hatte, war für den Patienten schwierig auszuhalten und bestätigte seine Befürchtungen, dass eigentlich niemand mit ihm etwas zu tun haben will. Es half dem Patienten, dieses Gefühl mitfühlend wahrzunehmen und sich den Schmerz dieser Erfahrung einzugestehen. Mit der Zeit konnte er sehen, dass eine „Schwalbe noch keinen Sommer" mache, und kontaktierte eine frühere Freundin. Diese zeigte sich erfreut über die Kontaktaufnahme des Patienten, zumal sie gerade auch eine schwierige Zeit durchmache, und die beiden fingen an, regelmäßig miteinander zu telefonieren. Im weiteren Verlauf entschloss sich der Patient eine ehrenamtliche Tätigkeit anzufangen, bei der er „Deutsch als Fremdsprache" unterrichtete. Im Zuge dessen lernte er viele Menschen kennen, mit denen er sich regelmäßig auch außerhalb des Unterrichts trifft. Auch wenn er nach wie vor den Wunsch nach einer neuen Partnerschaft habe, so fühle er sich nicht mehr so einsam, außer wenn er anderen Paaren auf der Straße begegne. Dies nehme er nun aber immer als Motivation, um auf einer Partnerbörse nach neuen Bekanntschaften zu suchen.

8.3 Fallbeispiel: Herr N.

Erstgespräch

Herr N., 76 Jahre alt, verwitwet, kinderlos, pensionierter Elektriker, berichtet, dass er seit dem Unfalltod seiner Frau vor 9 Jahren kaum mehr soziale Kontakte gepflegt habe und sehr zurückgezogen lebe. Als seine Frau noch lebte, hätten sie alles zu zweit unternommen oder sie habe Verabredungen mit befreundeten Paaren vereinbart. Seitdem er in Rente gegangen ist, seien die arbeitsbedingten Kontakte weggefallen, da er diese nicht gepflegt habe.

Er verbringe die meiste Zeit zu Hause, bei schönem Wetter auch auf dem Balkon. Dabei beobachte er oft die Menschen, die vorbeigehen und habe zusehends realisiert, dass ihm der Kontakt zu anderen sehr fehle und er sich oft langweile. Er wünsche sich einen Freund oder eine Freundin, um etwas unternehmen zu können, wisse aber nicht, wie „ein alter Mann wie er“ Menschen kennenlernen soll.

Therapieplanung und erste Schritte

Mit dem Patienten werden in einem ersten Schritt Möglichkeiten angeschaut, wie neue Kontakte geknüpft werden können. Dabei kristallisierte sich heraus, dass Herr H. mit den Jahren verlernt habe, mit anderen Menschen in Kontakt zu treten, Gespräche zu beginnen und aufrechtzuerhalten sowie Kontakte längerfristig zu pflegen. In seiner Kindheit war es die Mutter und im Erwachsenenalter die Ehefrau, die jeweils die Initiative ergriffen haben, um soziale Aktivitäten zu initiieren und er selbst konnte einfach „mitgehen“. Abgesehen von den brachliegenden sozialen Fertigkeiten wird dem Patienten zudem deutlich, dass er selbst gar nicht genau wisse und sich kaum damit auseinandergesetzt habe, welche Aktivitäten ihm wirklich Freude bereiten. Er pflege seit fast 6 Jahren einen gleichbleibenden Tagesablauf. Er möge es, seine Routinen zu haben, allerdings langweilen ihn diese immer mehr.

Verlauf und Therapieende

Im Verlauf der Therapie wurden mit dem Patienten seine Werte und Bedürfnisse genauer exploriert. Dies diente als Grundlage für den wertebasierten Aufbau sozialer Aktivitäten. Die Hausaufgabe, Aktivitäten und Interessen zu sammeln, erledigte er engagiert und trug eine lange Liste mit möglichen sozialen Aktivitäten zusammen. Die Planung verschiedener Aktivitäten fielen ihm nicht schwer, jedoch bereitete ihm die Umsetzung Mühe. Bei der Analyse der Hindernisse für das Umsetzen der Aktivitäten zeigte sich, dass er verschiedene Aktivitäten ausgewählt hat, die zum einen ziemlich kostspielig sind und die für ihn körperlich zu anstrengend waren. Es wurde nach Alternativen gesucht, die seine bescheidene Altersrente und die körperliche Fitness zuließen. Obschon er mehr unternahm, beschränkten sich die sozialen Kontakte auf die Aktivitäten selbst. Mithilfe der Situationsanalyse konnte herausgearbeitet werden, dass er sich in sozialen Situationen sehr passiv verhielt, wenig Interesse an den anderen Personen zeigte und die Erwartung hegte, dass andere auf ihn zukommen und das Gespräch mit ihm suchen müssten. In Rollenspielen wurden beziehungsstiftende soziale Fertigkeiten eingeübt, die er außerhalb der Therapiesitzungen ausprobierte. Gegen Ende der Therapie hat er verschiedene neue soziale Aktivitäten in seine Alltagsstruktur aufgenommen und dadurch zwei neue Bekannte gewonnen. Mit diesen unternimmt er regelmäßig etwas. Er ist zuversichtlich, dass er diese Beziehungen vertiefen und aufrechterhalten kann und möchte bald einen Einsteigerkurs für die Nutzung des Computers und Smartphones besuchen, um dadurch noch flexibler zu werden, und neue Menschen kennenzulernen.

9 Weiterführende Literatur und hilfreiche Links

Weiterführende Literatur

Cacioppo, J. T. & Patrick, W. (2011). *Einsamkeit: Woher sie kommt, was sie bewirkt, wie man ihr entrinnt.* Heidelberg: Spektrum.

Guhn, A., Köhler, S. & Brakemeier, E.-L. (2019). *Kiesler-Kreis-Training: Manual zur Behandlung interpersoneller Probleme.* Weinheim: Beltz.

Hax-Schoppenhorst, T. (Hrsg.) (2018). *Das Einsamkeitsbuch.* Bern: Hogrefe.

Klein, M., Kölligan, V., Dauter, S., Zorn, K. & Keller, K. (2020). *Mittendrin im Alter statt allein (MIASA) – Ein Gruppenprogramm zur Einsamkeitsreduktion und Förderung der sozialen Teilhabe älterer Menschen.* Göttingen: Hogrefe.

Hilfreiche Links

Bei den folgenden Angeboten handelt es sich um Kontaktstellen für *ältere Personen,* welche unter Einsamkeit leiden. Sie ermöglichen eine anonyme Kontaktaufnahme, den schrittweisen (Wieder-)Aufbau persönlicher Verbindung sowie die Vernetzung zu zahlreichen Angeboten für ältere Menschen:

- *Deutschland:* https://www.silbernetz.org
- *Schweiz:* https://www.malreden.ch

10 Literatur

Beesdo-Baum, K., Zaudig, M. & Wittchen, H. U. (2019). *Strukturiertes Klinisches Interview für DSM-5®-Störungen – Klinische Version (SCID-5-CV)* (Deutsche Bearbeitung des Structured Clinical Interview for DSM-5® Disorders – Clinician Version von Michael B. First, Janet B. W. Williams, Rhonda S. Karg, Robert L. Spitzer). Göttingen: Hogrefe.

Bodenmann, G. (2012). *Verhaltenstherapie mit Paaren: ein bewältigungsorientierter Ansatz* (2., vollst. überarb. Aufl.). Bern: Huber.

Boekhout, J.M., Volders, E., Bolman, C.A., de Groot, R.H. & Lechner, L. (2021). Long-term effects on loneliness of a computer-tailored intervention for older adults with chronic diseases: A randomized controlled trial. *Journal of Aging and Health, 33*(10), 865–876. https://doi.org/10.1177/08982643211015027

Brakemeier, E.-L., Schramm, E. & Hautzinger, M. (2012). *Chronische Depression* (Fortschritte der Psychotherapie). Göttingen: Hogrefe.

Brettschneider, M., Neumann, P., Berger, T., Renneberg, B. & Boettcher, J. (2015). Internet-based interpretation bias modification for social anxiety: A pilot study. *Journal of Behavior Therapy and Experimental Psychiatry, 49(Pt A),* 21–29. https://doi.org/10.1016/j.jbtep.2015.04.008

Buecker, S., Denissen, J.J. & Luhmann, M. (2020). A propensity-score matched study of changes in loneliness surrounding major life events. *Journal of Personality and Social Psychology, 121*(3), 669–690. https://doi.org/10.1037/pspp0000373

Cacioppo, J.T. & Cacioppo, S. (2018). Loneliness in the modern age: An evolutionary theory of loneliness (ETL). In J.M. Olson (Ed.), *Advances in experimental social psychology* (pp. 127–197). Cambridge, MA: Elsevier Academic Press.

Cacioppo, J.T. & Hawkley, L.C. (2009). Perceived social isolation and cognition. *Trends in cognitive sciences, 13*(10), 447–454. https://doi.org/10.1016/j.tics.2009.06.005

Carstensen, L.L. (1991). Selectivity theory: Social activity in life-span context. *Annual review of gerontology and geriatrics, 11*(1), 195–217.

Caspar, F. (2018). *Beziehungen und Probleme verstehen: Eine Einführung in die psychotherapeutische Plananalyse* (4., überarb. Aufl.). Bern: Hogrefe. https://doi.org/10.1024/85625-000

Caspi, A., Harrington, H., Moffitt, T.E., Milne, B.J. & Poulton, R. (2006). Socially isolated children 20 years later: Risk of cardiovascular disease. *Archives of pediatrics & adolescent medicine, 160*(8), 805–811. https://doi.org/10.1001/archpedi.160.8.805

Chohen, S., Doyle, W.J., Skoner, D.P., Rabin, B.S. & Gwaltney, J.M. (1997). Social ties and susceptibility to the common cold. *Jama, 277*(24), 1940–1944.

Cruwys, T., Haslam, C., Rathbone, J.A., Williams, E., Haslam, S.A. & Walter, Z.C. (2021). Groups 4 Health versus cognitive–behavioural therapy for depression and loneliness in young people: Randomised phase 3 non-inferiority trial with 12-month follow-up. *The British Journal of Psychiatry,* 1–8. https://doi.org/10.31234/osf.io/5zhjs

De Jong Gierveld, J. & Van Tilburg, T. (1999). *Manual of the loneliness scale 1999.* Amsterdam: Vrije Universiteit Amsterdam, Department of Social Research Methodology. Updated version retrieved from https://home.fsw.vu.nl/tg.van.tilburg/manual_loneliness_scale_1999.html

Diedrich, A. (2016). *Mitgefühlsfokussierte Interventionen in der Psychotherapie.* Göttingen: Hogrefe. https://doi.org/10.1026/02671-000

Döring, N. & Bortz, J. (1993). Psychometrische Einsamkeitsforschung: Deutsche Neukonstruktion der UCLA Loneliness Scale. *Diagnostica, 39*(3), 224–239.

Dziobek, I. & Stoll, S. (2019). *Hochfunktionaler Autismus bei Erwachsenen: ein kognitiv-verhaltenstherapeutisches Manual.* Stuttgart: Kohlhammer.

Eccles, A.M. & Qualter, P. (2021). Alleviating loneliness in young people – a meta-analysis of interventions. *Child and adolescent mental health, 26*(1), 17–33. https://doi.org/10.1111/camh.12389

Fydrich, T., Sommer, G., Tydecks, S. & Brähler, E. (2009). Fragebogen zur sozialen Unterstützung (F-SozU): Normierung der Kurzform (K-14). *Zeitschrift für Medizinische Psychologie, 18*(1), 43–48.

Gardiner, C., Geldenhuys, G. & Gott, M. (2016). Interventions to reduce social isolation and loneliness among older people: An integrative review. *Health & Social Care in the Community, 26*(2), 147–157. https://doi.org/10.1111/hsc.12367

Gensichen, J. & Linden, M. (2013). Gesundes Leiden – die „Z-Diagnosen". *Deutsches Ärzteblatt, 110*(3), A 70–72.

Germer, C.K. (2009). *The mindful path to self-compassion: Freeing yourself from destructive thoughts and emotions.* New York: Guilford.

Grawe, K. (1998). *Psychologische Therapie.* Göttingen: Hogrefe.

Guhn, A., Köhler, S. & Brakemeier, E.-L. (2019). *Kiesler-Kreis-Training: Manual zur Behandlung interpersoneller Probleme.* Weinheim: Beltz.

Haslam, C., Cruwys, T., Haslam, S.A., Dingle, G. & Chang, M.X.-L. (2016). Groups 4 Health: Evidence that a social-identity intervention that builds and strengthens social group membership improves mental health. *Journal of affective disorders, 194,* 188–195. https://doi.org/10.1016/j.jad.2016.01.010

Hassebrauck, M. (1991). ZIP – ein Instrumentarium zur Erfassung der Zufriedenheit in Paarbeziehungen. *Zeitschrift für Sozialpsychologie, 22*(4), 256–259.

Hautzinger, M. & Pössel, P. (2017). *Kognitive Interventionen* (Standards der Psychotherapie). Göttingen: Hogrefe. https://doi.org/10.1026/02831-000

Hawkley, L.C. & Capitanio, J.P. (2015). Perceived social isolation, evolutionary fitness and health outcomes: A lifespan approach. *Philosophical Transactions of the Royal Society B: Biological Sciences, 370*(1669), 20140114.

Hickin, N., Käll, A., Shafran, R., Sutcliffe, S., Manzotti, G. & Langan, D. (2021). The effectiveness of psychological interventions for loneliness: A systematic review and meta-analysis. *Clinical Psychology Review, 88,* 102066. https://doi.org/10.1016/j.cpr.2021.102066

Holt-Lunstad, J., Smith, T.B., Baker, M., Harris, T. & Stephenson, D. (2015). Loneliness and social isolation as risk factors for mortality: A meta-analytic review. *Perspectives on Psychological Science, 10*(2), 227–237. https://doi.org/10.1177/1745691614568352

Hoyer, J. & Krämer, L.V. (2021). *Verhaltensaufbau und -aktivierung* (Standards der Psychotherapie). Göttingen: Hogrefe. https://doi.org/10.1026/02984-000

Hutcherson, C.A., Seppala, E.M. & Gross, J.J. (2008). Loving-kindness meditation increases social connectedness. *Emotion, 8*(5), 720–724. https://doi.org/10.1037/a0013237

Kahlon, M.K., Aksan, N., Aubrey, R., Clark, N., Cowley-Morillo, M., Jacobs, E.A. et al. (2021). Effect of layperson-delivered, empathy-focused program of telephone calls on loneliness, depression, and anxiety among adults during the COVID-19 pandemic: A randomized clinical trial. *JAMA psychiatry, 78*(6), 616–622. https://doi.org/10.1001/jamapsychiatry.2021.0113

Käll, A., Bäck, M., Welin, C., Åman, H., Bjerkander, R., Wänman, M. et al. (2021). Therapist-guided internet-based treatments for loneliness: A randomized controlled three-arm trial comparing cognitive behavioral therapy and interpersonal psychotherapy. *Psychotherapy and Psychosomatics, 90*(5), 351–358. https://doi.org/10.1159/000516989

Käll, A., Backlund, U., Shafran, R. & Andersson, G. (2020). Lonesome no more? A two-year follow-up of internet-administered cognitive behavioral therapy for loneliness. *Internet interventions, 19,* 100301. https://doi.org/10.1016/j.invent.2019.100301

Käll, A., Shafran, R., Lindegaard, T., Bennett, S., Cooper, Z., Coughtrey, A. et al. (2020). A common elements approach to the development of a modular cognitive behavioral theory for chronic loneliness. *Journal of Consulting and Clinical Psychology, 88*(3), 269–282. https://doi.org/10.1037/ccp0000454

Kanning, U.P. (2009). *Inventar sozialer Kompetenzen: ISK.* Göttingen: Hogrefe.

Klein, E., Zenger, M., Tibubos, A., Ernst, M., Reiner, I., Schmalbach, B. et al. (2021). Loneliness and its relation to mental health in the general population: Validation and norm values of a brief measure. *Journal of Affective Disorders Reports, 4*, 100120. https://doi.org/10.1016/j.jadr.2021.100120

Lee, E.E., Govind, T., Ramsey, M., Wu, T.C., Daly, R., Liu, J. et al. (2021). Compassion toward others and self-compassion predict mental and physical well-being: A 5-year longitudinal study of 1090 community-dwelling adults across the lifespan. *Translational Psychiatry, 11*(1), 1–9. https://doi.org/10.1038/s41398-021-01491-8

Liebke, L., Bungert, M., Thome, J., Hauschild, S., Gescher, D.M., Schmahl, C. et al. (2017). Loneliness, social networks, and social functioning in borderline personality disorder. *Personality Disorders: Theory, Research, and Treatment, 8*(4), 349–356. https://doi.org/10.1037/per0000208

Löwe, B., Kroenke, K., Herzog, W. & Gräfe, K. (2004). Measuring depression outcome with a brief self-report instrument: Sensitivity to change of the Patient Health Questionnaire (PHQ-9). *Journal of Affective Disorders, 81*(1), 61–66. https://doi.org/10.1016/S0165-0327(03)00198-8

Lubben, J., Blozik, E., Gillmann, G., Iliffe, S., von Renteln-Kruse, W., Beck, J.C. et al. (2006). Performance of an abbreviated version of the Lubben Social Network Scale among three European community-dwelling older adult populations. *The Gerontologist, 46*(4), 503–513. https://doi.org/10.1093/geront/46.4.503

Luhmann, M. (2021). *Schriftliche Stellungnahme zur öffentlichen Anhörung am 19.04.2021 zum Antrag „Einsamkeit – Erkennen, evaluieren und entschlossen entgegentreten“.* Berlin: Deutscher Bundestag, Ausschuss für Familie, Senioren, Frauen und Jugend. Verfügbar unter: https://www.bundestag.de/resource/blob/833358/0924ddceb95ab55db40277813ac84d12/19-13-135b-data.pdf

Luhmann, M. & Hawkley, L.C. (2016). Age differences in loneliness from late adolescence to oldest old age. *Developmental Psychology, 52*(6), 943–954. https://doi.org/10.1037/dev0000117

Mann, F., Bone, J.K., Lloyd-Evans, B., Frerichs, J., Pinfold, V., Ma, R. et al. (2017). A life less lonely: The state of the art in interventions to reduce loneliness in people with mental health problems. *Social Psychiatry and Psychiatric Epidemiology, 52*(6), 627–638. https://doi.org/10.1007/s00127-017-1392-y

Margraf, J., Cwik, J.C., von Brachel, R., Suppiger, A. & Schneider, S. (2021). *DIPS Open Access 1.2: Diagnostisches Interview bei psychischen Störungen* (6., überarb. Aufl.). Verfügbar unter: https://omp.ub.rub.de/index.php/RUB/catalog/view/172/149/972-2

Masi, C.M., Chen, H.-Y., Hawkley, L.C. & Cacioppo, J.T. (2011). A meta-analysis of interventions to reduce loneliness. *Personality and Social Psychology Review, 15*(3), 219–266. https://doi.org/10.1177/1088868310377394

Mayers, A.M., Khoo, S.T. & Svartberg, M. (2002). The Existential Loneliness Questionnaire: background, development, and preliminary findings. *Journal of Clinical Psychology, 58*(9), 1183–1193. https://doi.org/10.1002/jclp.10038

Michalak, J., Heidenreich, T. & Williams, J.M.G. (2022). *Achtsamkeit* (Fortschritte der Psychotherapie, 2. Aufl.). Göttingen: Hogrefe.

Mund, M., & Johnson, M.D. (2021). Lonely Me, Lonely You: Loneliness and the Longitudinal Course of Relationship Satisfaction. *Journal of Happiness Studies, 22*(2), 575–597. https://doi.org/10.1007/s10902-020-00241-9

O’Day, E.B., Butler, R.M., Morrison, A.S., Goldin, P.R., Gross, J.J. & Heimberg, R.G. (2021). Reductions in social anxiety during treatment predict lower levels of loneliness during follow-up among individuals with social anxiety disorder. *Journal of Anxiety Disorders, 78*, 102362. https://doi.org/10.1016/j.janxdis.2021.102362

Ottenbreit, N.D. & Dobson, K.S. (2004). Avoidance and depression: the construction of the Cognitive-Behavioral Avoidance Scale. *Behaviour Research and Therapy, 42*(3), 293–313. https://doi.org/10.1016/s0005-7967(03)00140-2

Peplau, L.A. & Perlman, D. (1982). Perspectives on Loneliness. In L.A. Peplau & D. Perlman (Eds.), *Loneliness: A sourcebook of current theory, research and therapy* (pp. 1–18). New York, NY: Wiley Interscience.

Qualter, P., Vanhalst, J., Harris, R., Van Roekel, E., Lodder, G., Bangee, M. et al. (2015). Loneliness across the life span. *Perspectives on Psychological Science, 10*(2), 250–264. https://doi.org/10.1177/1745691615568999

Reinhard, M.A., Zentz, K., Nenov-Matt, T., Barton, B.B., Rek, S.V., Goerigk, S. et al. (2021). Cognitive Behavioral Analysis System of Psychotherapy reduces loneliness in patients with persistent depressive disorder. *Journal of Affective Disorders Reports, 5*, 100171. https://doi.org/10.1016/j.jadr.2021.100171

Rokach, A. (1997). Relations of perceived causes and the experience of loneliness. *Psychological Reports, 80*(3, Suppl.), 1067–1074. https://doi.org/10.2466/pr0.1997.80.3c.1067

Röthlin, P., Grosse Holtforth, M., Bergomi, C., Berking, M., Ottenbreit, N.D. & Caspar, F. (2010). Vermeidung und Depression. *Diagnostica, 56*(1), 46–55. https://doi.org/10.1026/0012-1924/a000008

Russel, D.W. (1996). UCLA Loneliness Scale (Version 3): Reliability, validity, and factor structure. *Journal of Personality Assessment, 66*(1), 20–40. https://doi.org/10.1207/s15327752jpa6601_2

Sachse, R. (2013). *Persönlichkeitsstörungen: Leitfaden für eine psychologische Psychotherapie* (2. Auflage). Göttingen: Hogrefe.

Sipos, V. & Schweiger, U. (2019). *Gruppentherapie* (Standards der Psychotherapie). Göttingen: Hogrefe. https://doi.org/10.1026/02921-000

Spithoven, A.W., Bijttebier, P. & Goossens, L. (2017). It is all in their mind: A review on information processing bias in lonely individuals. *Clinical Psychology Review, 58*, 97–114. https://doi.org/10.1016/j.cpr.2017.10.003

Stangier, U., Clark, D.M., Ginzburg, D.M. & Ehlers, A. (2016). *Soziale Angststörung* (Fortschritte der Psychotherapie). Göttingen: Hogrefe. https://doi.org/10.1026/02719-000

Stenzel, N.M. & de Veer, A.-M. (2021). *Aufbau und Förderung sozialer Kompetenz* (Standards der Psychotherapie). Göttingen: Hogrefe. https://doi.org/10.1026/02933-000

Stevens, N. (2001). Combating loneliness: A friendship enrichment programme for older women. *Ageing & Society, 21*(2), 183–202. https://doi.org/10.1017/S0144686X01008108

Teismann, T. & Dorrmann, W. (2021). *Suizidalität* (Fortschritte der Psychotherapie, 2. Aufl.). Göttingen: Hogrefe.

Teismann, T. & Margraf, J. (2018). *Exposition und Konfrontation* (Standards der Psychotherapie). Göttingen: Hogrefe. https://doi.org/10.1026/02825-000

van den Brink, E. & Koster, F. (2015). *Mindfulness-Based Compassionate Living*. London: Routledge.

von Consbruch, K., Stangier, U. & Heidenreich, T. (2016). *Skalen zur Sozialen Angststörung (SOZAS). Soziale-Phobie-Inventar (SPIN), Soziale-Interaktions-Angst-Skala (SIAS), Soziale-Phobie-Skala (SPS), Liebowitz-Soziale-Angst-Skala (LSAS)*. Göttingen: Hogrefe.

von Lersner, U. & Kizilhan, J.I. (2017). *Kultursensitive Psychotherapie* (Fortschritte der Psychotherapie). Göttingen: Hogrefe. https://doi.org/10.1026/02755-000

Voncken, M. J., Bögels, S. M. & de Vries, K. (2003). Interpretation and judgmental biases in social phobia. *Behavior Research and Therapy, 41*(12), 1481–1488. https://doi.org/10.1016/S0005-7967(03)00143-8
Weiss, R. S. (1973). *Loneliness: The experience of emotional and social isolation*. London: The MIT Press.
Wingenfeld, K., Spitzer, C., Mensebach, C., Grabe, H. J., Hill, A., Gast, U. et al. (2010). Die deutsche Version des Childhood Trauma Questionnaire (CTQ): Erste Befunde zu den psychometrischen Kennwerten. *PPmP: Psychotherapie Psychosomatik Medizinische Psychologie, 60*(11), 442–450. https://doi.org/10.1055/s-0030-1253494
Yalom, I. D. (1980). *Existenzielle Psychotherapie* (5., korr. Aufl.). Bergisch Gladbach: EHP.
Young, J. E. (1982). Loneliness, depression and cognitive therapy: Theory and application. In L. A. Peplau & D. Perlman (Ed.), *Loneliness: A sourcebook of current theory, research and therapy* (pp. 379–405). New York: Wiley.
Znoj, H. (2016). *Komplizierte Trauer* (Fortschritte der Psychotherapie, 2. Aufl.). Göttingen: Hogrefe. https://doi.org/10.1026/02720-000

11 Kompetenzziele und Lernkontrollfragen

Kompetenzziele

Folgendes Wissen und folgende Kompetenzen sollen durch die Lektüre dieses Buches erworben werden:

- Es kann unterschieden werden zwischen Einsamkeit, sozialer Isolation und Alleinsein.
- Verschiedene Riskofaktoren und Risikogruppen können benannt werden.
- Ein Verständnis der Modelle zur Entstehung und Aufrechterhaltung von Einsamkeit liegt vor.
- Verschiedene Messmittel zur Erfassung relevanter Konstrukte im Zusammenhang mit Einsamkeit und sozialer Isolation sind bekannt.
- Die Wichtigkeit und Möglichkeiten eines individualisierten Vorgehens bei der Behandlung von Einsamkeit und sozialer Isolation ist bekannt.
- Ein differenzierteres Verständnis für die Komplexität von Einsamkeit und sozialer Isolation liegt vor.

Lernkontrollfragen

1. In welchem Hauptaspekt unterscheiden sich Einsamkeit und soziale Isolation voneinander?
   a. Anzahl sozialer Beziehungen.
   b. Leidensdruck, der bei Betroffenen ausgelöst wird.
   c. Art der Perspektive für soziale Eingebundenheit (subjektiv vs. objektiv).
   d. Es gibt keinen Unterschied. Die Bezeichnungen können synonym verwendet werden.

2. Welche Aussage zu chronischer Einsamkeit trifft zu?
   a. Chronische Einsamkeit wird neu als klinische Diagnose in DSM-5 und ICD-11 aufgeführt.
   b. Chronische Einsamkeit findet sich nur bei sehr alten Personen.
   c. Es gibt eine klare Definition, ab wann jemand als chronisch einsam gilt.
   d. Chronische Einsamkeit kann aus situativer oder vorübergehender Einsamkeit heraus entstehen.

3. Welches ist per se kein Risikofaktor für Einsamkeit bei älteren Erwachsenen (60+)?
   a. Schlechter selbsteingeschätzter Gesundheitszustand
   b. Geschlecht
   c. Depression bzw. depressive Symptome
   d. Unverheiratet bzw. nicht in einer Beziehung sein und kürzlich verwitwet

4. Welche der folgenden Aussagen ist falsch? Das kognitive Diskrepanzmodell ...
   a. zeigt, wie eine wahrgenommene Diskrepanz von gewünschten bzw. benötigten und aktuell vorhandenen sozialen Beziehungen im Zusammenhang mit bestimmten Kognitionen und Attributionen zu Einsamkeitserleben führen kann.
   b. kann verdeutlichen, weshalb ein spezifisches Ereignis bei unterschiedlichen Personen nicht gleichsam in Einsamkeitserleben münden muss.
   c. postuliert, dass Einsamkeit dann entsteht, wenn zwei Menschen unterschiedlicher Meinung sind.
   d. berücksichtigt Faktoren der Person, der Umwelt sowie soziale und kulturelle Normen.

5. Was liegt bei Personen, die sich einsam fühlen, immer vor?
   a. Ausgeprägte Defizite der sozialen Fertigkeiten.
   b. Eine Diskrepanz zwischen den gewünschten und vorhandenen sozialen Beziehungen bezüglich Qualität und/oder Quantität.
   c. Ein quantitativer Mangel an sozialen Kontakten.
   d. Eine vorbestehende psychische oder physische Erkrankung.

6. Das transdiagnostische modulare Modell chronischer Einsamkeit kann zur Behandlungsplanung bei einsamen Personen herangezogen werden. Welche Aussage trifft nicht zu?
   a. Das Modell erlaubt ein individualisiertes Vorgehen, da an unterschiedlichen Startpunkten angesetzt werden kann.
   b. Mit dem Modell ist es nicht möglich, Interventionen verschiedener Therapierichtungen zu integrieren.
   c. Das Modell basiert auf in der Literatur beschriebenen gemeinsamen Elementen von Einsamkeitsinterventionen.
   d. Das Modell gründet unter anderem auf den kognitiv-behavioralen Modellen von Angststörungen, insbesondere dem der sozialen Angst nach Clark und Wells.

7. Welche Aussage in Bezug auf die Behandlung von einsamen Personen ist richtig?
   a. Von der Behandlung im Gruppensetting wird abgeraten, weil Studien zeigen, dass es im Gruppensetting mit einsamen Personen überzufällig oft zu Mobbingvorfällen kommt.
   b. Komorbide psychische Störungen sollten immer erst nach der Behandlung von Einsamkeit bearbeitet werden, da Einsamkeit immer eine Ursache für psychische Störungen ist.
   c. Ein identisches Ereignis führt bei unterschiedlichen Personen in gleichem Maße zu Einsamkeit. Deshalb empfiehlt sich bei allen Personen dieselbe Behandlung.
   d. Die Stigmatisierung von Einsamkeit kann dazu führen, dass Personen nicht von sich aus äußern, dass sie sich einsam fühlen. Deshalb ist es wichtig, aktiv danach zu fragen.

8. Welche Aussage trifft zu? In Studien zur Wirksamkeit von Interventionen zur Reduktion von Einsamkeit wurde herausgefunden, dass ...
   a. Interventionen zur Förderung der Teilhabe immer mit einer Reduktion von Einsamkeit einhergehen.
   b. bei Personen mit psychischen Störungen vor allem das Training sozialer Kompetenzen zu einer Reduktion von Einsamkeit führt.
   c. hauptsächlich Interventionen auf gesellschaftlicher Ebene mit einem Rückgang der Einsamkeit einher gehen.
   d. psychologische Interventionen wirksam sind, um Einsamkeit zu reduzieren.

Beantworten Sie die hier abgedruckten Lernkontrollfragen in unserem Continuing Education Portal und sammeln Sie einfach und bequem Fortbildungspunkte der Kategorie D für Fachkräfte im Bereich Psychotherapie (CE). Der Zugang zu zertifizierten Online-Fortbildungen steht Ihnen rund um die Uhr zur Verfügung. Mehr Informationen zu diesem kostenpflichtigen Service finden Sie unter: ce.hogrefe.com

12 Anhang

UCLA Loneliness Scale (UCLA-LS)[2]	stimmt gar nicht	wenig	teils/teils	ziemlich	völlig
1. Ich fühle mich wohl mit den Menschen um mich herum.	1	2	3	4	5
2. Ich habe genug Gesellschaft.	1	2	3	4	5
3. Ich habe niemanden, an den ich mich wenden kann.	1	2	3	4	5
4. Ich fühle mich allein.	1	2	3	4	5
5. Ich habe einen Freundeskreis.	1	2	3	4	5
6. Ich habe viele Menschen um mich herum.	1	2	3	4	5
7. Ich fühle mich niemandem nah.	1	2	3	4	5
8. Die Leute um mich herum haben ganz anderer Interessen und Ideen.	1	2	3	4	5
9. Ich bin ein geselliger Mensch.	1	2	3	4	5
10. Ich habe Menschen, die mir nahe stehen.	1	2	3	4	5
11. Ich fühle ich ausgeschlossen.	1	2	3	4	5
12. Meine Freundschaften sind oberflächlich.	1	2	3	4	5
13. Niemand kennt mich wirklich.	1	2	3	4	5
14. Ich fühle mich von den anderen isoliert.	1	2	3	4	5
15. Ich kann mit anderen zusammensein, wenn ich das will.	1	2	3	4	5
16. Es gibt Menschen, die mich wirklich verstehen.	1	2	3	4	5
17. Ich bin zu viel allein.	1	2	3	4	5
18. Die anderen Menschen haben es schwer, an mich heranzukommen.	1	2	3	4	5
19. Ich habe Menschen, mit denen ich sprechen kann.	1	2	3	4	5
20. Ich habe Menschen, an die ich mich wenden kann.	1	2	3	4	5

Kurzfragebogen zur Erfassung von Einsamkeit (LS-S)[3]					
Wie oft ...	nie	selten	manchmal	oft	sehr oft
1. ... haben Sie das Gefühl, dass Ihnen die Gesellschaft anderer fehlt?	0	1	2	3	4
2. ... haben Sie das Gefühl, außen vor zu sein?	0	1	2	3	4
3. ... fühlen Sie sich sozial isoliert?	0	1	2	3	4

3 © 1996 von Daniel W. Russel; dt. Übersetzung von David Richter & Michael Weinhardt. Abdruck erfolgte mit freundlicher Genehmigung der Autoren.

Social Network Index (SNI)[4] 1/3

Dieser Fragebogen beschäftigt sich damit, wie viele Personen Sie regelmäßig treffen oder sprechen, beispielsweise Ihre Familie, Freund:innen, Kolleg:innen oder Nachbar:innen etc.

Bitte beantworten Sie jede Frage sorgfältig und beantworten Sie Folgefragen, wenn zutreffend.

1. Welche der folgenden Möglichkeiten beschreibt am besten Ihren Familienstand?

- ☐ Verheiratet und zusammenlebend oder mit einer Person in einer eheähnlichen Beziehung lebend
- ☐ Ledig und nie mit einer Person in einer eheähnlichen Beziehung gelebt
- ☐ Getrennt lebend
- ☐ Geschieden oder zuvor einmal mit einer Person in einer eheähnlichen Beziehung gelebt
- ☐ Verwitwet

2. Wie viele Kinder haben Sie? (Sollten Sie keine Kinder haben, fahren Sie bitte mit Frage 3 fort)

☐ 0 ☐ 1 ☐ 2 ☐ 3 ☐ 4 ☐ 5 ☐ 6 ☐ 7 oder mehr

2a. Wie viele Ihrer Kinder treffen oder sprechen Sie zumindest einmal innerhalb von zwei Wochen?

☐ 0 ☐ 1 ☐ 2 ☐ 3 ☐ 4 ☐ 5 ☐ 6 ☐ 7 oder mehr

3. Leben Ihre eigenen Eltern? (Sollten beide Elternteile verstorben sein, kreuzen Sie „beide verstorben“ an und fahren mit Frage 4 fort)

☐ beide verstorben ☐ nur Mutter lebend ☐ nur Vater lebend ☐ beide lebend

3a. Treffen oder sprechen Sie Ihre Eltern zumindest einmal innerhalb von zwei Wochen?

☐ keinen Elternteil ☐ nur Mutter ☐ nur Vater ☐ mit beiden

4. Leben Ihre Schwiegereltern? (Sollten Sie keine Schwiegereltern haben, kreuzen Sie „nicht zutreffend“ an und fahren mit Frage 5 fort)

☐ beide verstorben ☐ nur Schwiegermutter lebend ☐ nur Schwiegervater lebend ☐ beide lebend ☐ nicht zutreffend

4a. Treffen oder sprechen Sie Ihre Schwiegereltern zumindest einmal innerhalb von zwei Wochen?

☐ keinen Elternteil ☐ nur Schwiegermutter ☐ nur Schwiegervater ☐ mit beiden

4 © 1997 von Sheldon Cohen; dt. Übersetzung von Heike Tost. Abdruck erfolgte mit freundlicher Genehmigung der Autor:innen.

Social Network Index (SNI)[4]	2/3

5. Wie vielen anderen Verwandten (außer Ihrer bzw. Ihrem Partner:in, Ihren Eltern und Kindern) fühlen Sie sich nahe? (Wenn „0“, kreuzen Sie dies an und fahren mit Frage 6 fort)

☐ 0 ☐ 1 ☐ 2 ☐ 3 ☐ 4 ☐ 5 ☐ 6 ☐ 7 oder mehr

5a. Wie viele dieser Verwandten treffen oder sprechen Sie zumindest einmal innerhalb von zwei Wochen?

☐ 0 ☐ 1 ☐ 2 ☐ 3 ☐ 4 ☐ 5 ☐ 6 ☐ 7 oder mehr

6. Wie viele enge Freund:innen haben Sie? (Personen, mit denen Sie sich wohlfühlen, mit denen Sie über private Dinge sprechen und um Hilfe bitten können)

☐ 0 ☐ 1 ☐ 2 ☐ 3 ☐ 4 ☐ 5 ☐ 6 ☐ 7 oder mehr

6a. Wie viele dieser Freund:innen treffen oder sprechen Sie zumindest einmal innerhalb von zwei Wochen?

☐ 0 ☐ 1 ☐ 2 ☐ 3 ☐ 4 ☐ 5 ☐ 6 ☐ 7 oder mehr

7. Gehören Sie einer religiösen Vereinigung an? (Wenn nicht, kreuzen Sie „nein“ an und fahren mit Frage 8 fort)

☐ nein ☐ ja

7a. Wie viele Mitglieder Ihrer religiösen Vereinigung treffen oder sprechen Sie zumindest einmal innerhalb von zwei Wochen? (Dies beinhaltet Gruppentreffen und Dienste in der religiösen Stätte)

☐ 0 ☐ 1 ☐ 2 ☐ 3 ☐ 4 ☐ 5 ☐ 6 ☐ 7 oder mehr

8. Besuchen Sie regelmäßig Kurse (Schule, Universität, berufliche Weiterbildung, Erwachsenenbildung)? (Wenn nicht, kreuzen Sie „nein“ an und fahren mit Frage 9 fort)

☐ nein ☐ ja

8a. Wie viele der Kursteilnehmer:innen treffen oder sprechen Sie zumindest einmal innerhalb von zwei Wochen?

☐ 0 ☐ 1 ☐ 2 ☐ 3 ☐ 4 ☐ 5 ☐ 6 ☐ 7 oder mehr

9. Sind Sie aktuell in Teilzeit oder Vollzeit beschäftigt? (Wenn nicht, kreuzen Sie „nein“ an und fahren mit Frage 10 fort)

☐ nein ☐ ja, selbstständig ☐ ja, angestellt

9a. Wie viele Personen sind Ihnen unterstellt?

☐ 0 ☐ 1 ☐ 2 ☐ 3 ☐ 4 ☐ 5 ☐ 6 ☐ 7 oder mehr

9b. Wie viele Personen Ihrer Arbeitsstätte (außer den Ihnen unterstellten) sprechen Sie zumindest einmal innerhalb von zwei Wochen?

☐ 0 ☐ 1 ☐ 2 ☐ 3 ☐ 4 ☐ 5 ☐ 6 ☐ 7 oder mehr

10. Wie viele Ihrer Nachbar:innen besuchen Sie oder sprechen Sie zumindest einmal innerhalb von zwei Wochen?

☐ 0 ☐ 1 ☐ 2 ☐ 3 ☐ 4 ☐ 5 ☐ 6 ☐ 7 oder mehr

Social Network Index (SNI)[4] 3/3

11. Leisten Sie derzeit freiwillige/gemeinnützige Arbeit? (Wenn nicht, kreuzen Sie „nein“ an und fahren mit Frage 12 fort)

☐ nein ☐ ja

11a. Mit wie vielen Personen dieser gemeinnützigen Arbeit sprechen Sie zumindest einmal innerhalb von zwei Wochen über freiwillige Arbeit und verwandte Themen?

☐ 0 ☐ 1 ☐ 2 ☐ 3 ☐ 4 ☐ 5 ☐ 6 ☐ 7 oder mehr

12. Gehören Sie sonstigen Gruppen an, in denen Sie mit einer Person oder mehreren Personen über gruppenspezifische Themen zumindest einmal innerhalb von zwei Wochen sprechen? Beispiele sind Clubs, Vereine, Gewerkschaften, kommerzielle Gruppen, Gruppen für Kinder, Elternvereine, Pfadfinder, Gruppen ehrenamtlicher Tätigkeiten u.Ä. (Sollten Sie keiner solchen Gruppe angehören, kreuzen Sie „nein“ an)

☐ nein ☐ ja

Wenn Sie mit „Ja“ geantwortet haben, geben Sie bitte noch folgende Informationen an:

- Den Name oder die Art der Gruppe und die Anzahl der Personen mit denen Sie zumindest einmal innerhalb von zwei Wochen sprechen.
- Die Gesamtzahl der Gruppenmitglieder abzüglich der Anzahl an Personen, mit denen Sie zumindest einmal innerhalb von zwei Wochen sprechen.

1. ______________________ 4. ______________________

2. ______________________ 5. ______________________

3. ______________________ 6. ______________________

Kognitiv-behaviorale Vermeidungsskala (KBVS)[5] 1/2

Unterschiedliche Menschen verwenden unterschiedliche Strategien, um mit bestimmten Situationen und Problemen in ihrem Leben zurechtzukommen. Nachfolgend sind einige solcher Strategien beschrieben. Einige Fragen beziehen sich auf Probleme bei der Arbeit oder in der Ausbildung. Wenn Sie momentan nicht arbeiten oder in Ausbildung sind, beurteilen Sie bitte die Aussagen für Ihre täglichen Pflichten und Aktivitäten. Lesen Sie bitte jede Aussage sorgfältig durch und geben Sie an, wie zutreffend die Aussage für Sie *im Allgemeinen* ist. Bitte verwenden Sie dazu folgende Alternativen:

1 = überhaupt nicht zutreffend für mich
2 = eher zutreffend für mich
3 = mittelmäßig zutreffend für mich
4 = sehr zutreffend für mich
5 = absolut zutreffend für mich

1. Ich vermeide es, an Aktivitäten mit anderen Leuten teilzunehmen.	1	2	3	4	5
2. Wenn ich mir über meine Zukunft im Unklaren bin, gelingt es mir nicht, in Ruhe darüber nachzudenken, was ich wirklich will.	1	2	3	4	5
3. Ich möchte gerne bestimmte Dinge bei der Arbeit oder in der Ausbildung erreichen, aber ich muss meine eigenen Grenzen akzeptieren.	1	2	3	4	5
4. Ich schaffe es nicht, an Leistungszielen dranzubleiben, die ich mir selbst gesetzt habe.	1	2	3	4	5
5. Um Enttäuschungen zu vermeiden, versuche ich, Arbeit/Ausbildung nicht zu ernst zu nehmen.	1	2	3	4	5
6. Ich bleibe lieber bei Sachen, die ich kenne, als neue Aktivitäten auszuprobieren.	1	2	3	4	5
7. Ich nehme Gelegenheiten nicht wahr, die gut für meine Karriere/Ausbildung wären.	1	2	3	4	5
8. Ich nehme das Telefon nicht ab, wenn Leute mich einladen könnten.	1	2	3	4	5
9. Ich beende Aktivitäten, die mich zu sehr beanspruchen.	1	2	3	4	5
10. Ich versuche, nicht über Probleme in meinen Beziehungen zu anderen Menschen nachzudenken.	1	2	3	4	5
11. Ich sage zu mir selbst, dass ich eine wirklich anspruchsvolle Aufgabe nicht schaffen werde zu bewältigen.	1	2	3	4	5
12. Obwohl ich weiß, dass ich bezüglich meiner persönlichen Beziehungen Entscheidungen treffen sollte, lasse ich alles einfach so weiter laufen.	1	2	3	4	5
13. Ich vermeide, neue Aktivitäten auszuprobieren, bei denen ich versagen könnte.	1	2	3	4	5

5 © 2004 von Nicole D. Ottenbreit und Keith S. Dobson; dt. Übersetzung von Martin grosse Holtforth. Abdruck erfolgte mit freundlicher Genehmigung der Autor:innen.

Kognitiv-behaviorale Vermeidungsskala (KBVS)[5]					2/2
14. Ich besuche Veranstaltungen nicht, wenn ich weiß, dass dort viele Menschen sein werden, die ich nicht kenne.	1	2	3	4	5
15. Anstatt über die Probleme in meinen Beziehungen zu anderen Menschen nachzudenken, sage ich mir, dass ich lieber alleine bin.	1	2	3	4	5
16. Ich schaffe es nicht, Spannungen, die sich in einer Freundschaft aufbauen, anzusprechen und auszudiskutieren.	1	2	3	4	5
17. Es passiert mir oft, dass ich Treffen mit anderen Leuten verlassen möchte.	1	2	3	4	5
18. Ich denke nicht darüber nach, wie ich meine Leistungen bei der Arbeit/Ausbildung verbessern könnte.	1	2	3	4	5
19. Ich versuche, lieber nicht darüber nachzudenken, wie meine Zukunft aussieht und was ich mit meinem Leben anfangen werde.	1	2	3	4	5
20. Ich sitze Spannungen in meinen Beziehungen aus und hoffe, dass sie wieder vorbeigehen.	1	2	3	4	5
21. Ich erfinde oft irgendwelche Entschuldigungen, um aus Aktivitäten mit anderen Leuten herauszukommen.	1	2	3	4	5
22. Ich kann nichts machen, um Probleme in meinen Beziehungen zu verbessern.	1	2	3	4	5
23. Ich nehme Gelegenheiten nicht wahr, um etwas mit Personen des anderen Geschlechts zu unternehmen.	1	2	3	4	5
24. Bei Treffen und Aktivitäten mit anderen Leuten bleibe ich oft für mich alleine.	1	2	3	4	5
25. Ich vermeide es, Entscheidungen über meine Zukunft zu treffen.	1	2	3	4	5
26. Wenn ich irgendetwas in meinen Beziehungen nicht verstehe, versuche ich aber nicht, herauszufinden, was los ist.	1	2	3	4	5
27. Ich weiß, dass ich wichtige Entscheidungen bezüglich Arbeit/Ausbildung treffen sollte. Aber ich schaffe es einfach nicht, sie anzugehen.	1	2	3	4	5
28. Anstatt herauszugehen und Dinge zu unternehmen, sitze ich einfach zu Hause und schaue Fernsehen.	1	2	3	4	5
29. Ich lenke mich lieber ab, wenn ich anfange, über meine Leistungen bei der Arbeit oder in der Ausbildung nachzudenken.	1	2	3	4	5
30. Ich versuche es erst gar nicht, darüber nachzudenken, wie ich die Probleme in meiner Familie lösen könnte – es bringt sowieso nichts.	1	2	3	4	5
31. Es passiert mir immer wieder, dass ich Aufgaben und Pflichten vermeide, die wirklich wichtig wären.	1	2	3	4	5

Auswertung der Fragebogen

UCLA Loneliness Scale (UCLA-LS)

Hinweis: Vor der Bildung des Gesamtsummenscores müssen folgende Items umcodiert werden: 1, 2, 5, 6, 9, 10, 15, 16, 19 und 20.

Höhere Werte bedeuten ein höheres Ausmaß an Einsamkeit.

Kurzfragebogen zur Erfassung von Einsamkeit (LS-S)

Die Antworten werden zu einer Gesamtpunktzahl von 0 bis 12 addiert, wobei höhere Punktzahlen ein höheres Maß an Einsamkeit anzeigen. Offizielle Cutoffs liegen keine vor, in einer Studie von Klein et al. (2021) wurden Personen mit einem Wert >3 als „einsam" klassifiziert.

Kognitiv-behaviorale Vermeidungsskala (KBVS)

Skalenzuordnung der Items:

Behavioral – soziale Vermeidung: 1, 8, 14, 15, 17, 21, 23, 24
Behavioral – nicht soziale Vermeidung: 3, 6, 9, 11, 13, 28
Kognitiv – soziale Vermeidung: 10, 12, 16, 20, 22, 26, 30
Kognitiv – nicht soziale Vermeidung: 2, 4, 5, 7, 18, 19, 25, 27, 29, 31

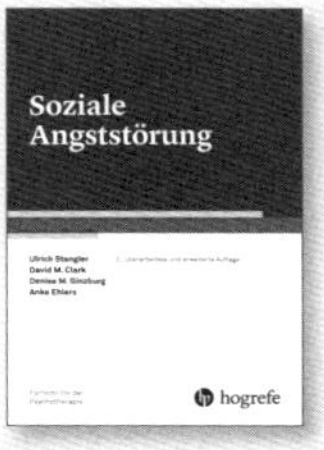

Ulrich Stangier et al.
Soziale Angststörung

(Reihe: „Fortschritte der Psychotherapie", Bd. 28)
2., überarb. und erw. Aufl. 2016, VI/123 Seiten,
€ 19,95 (DE) / € 20,60 (AT) / CHF 28.90 (Im Reihenabo € 15,95 (DE) / € 16,40 (AT) / CHF 22.90)
ISBN 978-3-8017-2719-2
Auch als eBook erhältlich

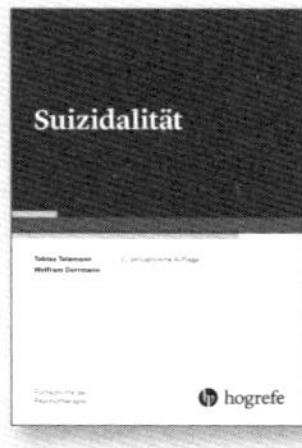

Tobias Teismann / Wolfram Dorrmann
Suizidalität

(Reihe: „Fortschritte der Psychotherapie", Bd. 54)
2., akt. Aufl. 2021, VI/95 Seiten,
€ 19,95 (DE) / € 20,60 (AT) / CHF 28.90 (Im Reihenabo € 15,95 (DE) / € 16,40 (AT) / CHF 22.90)
ISBN 978-3-8017-3037-6
Auch als eBook erhältlich

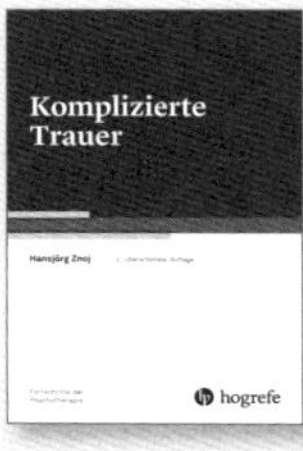

Hansjörg Znoj
Komplizierte Trauer

Herausgegeben von Klaus Grawe et al.
(Reihe: „Fortschritte der Psychotherapie", Bd. 23)
2., überarb. Aufl. 2016, VI/97 Seiten,
€ 19,95 (DE) / € 20,60 (AT) / CHF 28.90 (Im Reihenabo € 15,95 (DE) / € 16,40 (AT) / CHF 22.90)
ISBN 978-3-8017-2720-8
Auch als eBook erhältlich

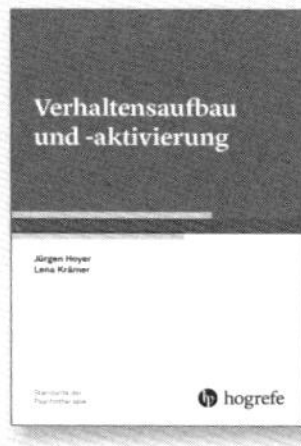

Jürgen Hoyer / Lena V. Krämer
Verhaltensaufbau und -aktivierung

(Reihe: „Standards der Psychotherapie", Bd. 8)
2021, VII/137 Seiten,
€ 24,95 (DE) / € 25,70 (AT) / CHF 35.90 (Im Reihenabo € 19,95 (DE) / € 20,60 (AT) / CHF 28.90)
ISBN 978-3-8017-2984-4
Auch als eBook erhältlich

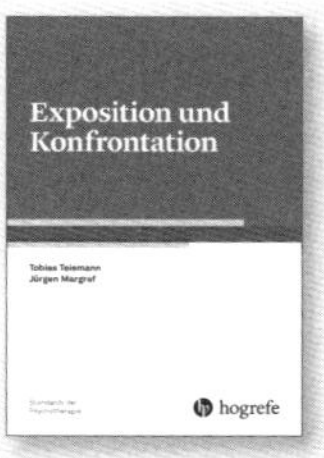

Tobias Teismann / Jürgen Margraf
Exposition und Konfrontation

(Reihe: „Standards der Psychotherapie", Bd. 3)
2018, 133 Seiten,
€ 24,95 (DE) / € 25,70 (AT) / CHF 35.90 (Im Reihenabo € 19,95 (DE) / € 20,60 (AT) / CHF 28.90)
ISBN 978-3-8017-2825-0
Auch als eBook erhältlich

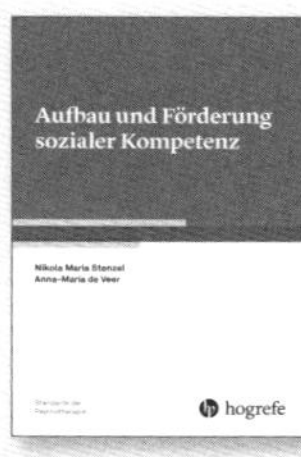

Nikola M. Stenzel / Anna-Maria de Veer
Aufbau und Förderung sozialer Kompetenz

(Reihe: „Standards der Psychotherapie", Bd. 9)
2021, VII/162 Seiten,
€ 24,95 (DE) / € 25,70 (AT) / CHF 35.90 (Im Reihenabo € 19,95 (DE) / € 20,60 (AT) / CHF 28.90)
ISBN 978-3-8017-2933-2
Auch als eBook erhältlich

www.hogrefe.com

hogrefe